허리
뇌로 치료한다

통증 좋아지는 1% 비밀

허리
뇌로 치료한다

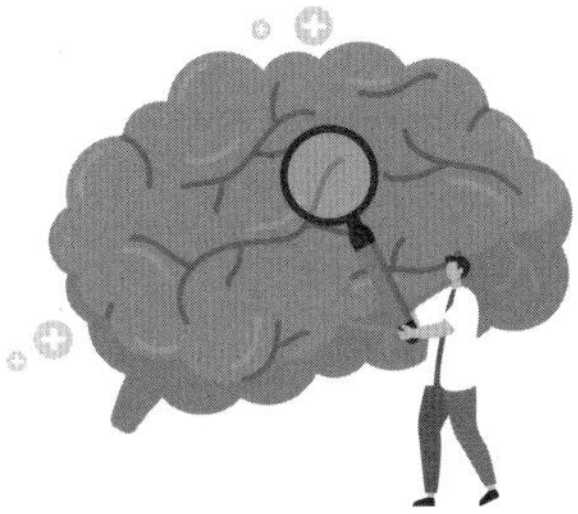

전재형 지음

중앙생활사

추천의 글 —

격투기 선수로서의 나의 닉네임은 '코리안 좀비'다. 맞고 쓰러져도 다시 일어서고 또 일어서서 맞붙는 격투 스타일 때문에 팬들이 지어준 애칭이다. 그러다 보니 경기 후 부상과 통증은 나와는 뗄 수 없는 것들이었다.

그럴 때마다 자주 전재형 선생님께 자문했고 선생님은 항상 통증이 어떻게 생기는지에 대한 설명을 먼저 했던 기억이 난다. 통증의 원리를 이해해야 통증을 관리할 수 있기 때문이라고 했다.

나로서는 다소 이해가 안 되는 방법을 가끔 권유받기도 했는데, 신기하게도 효과가 있었다. 이 책에도 내가 효과를 봤던 방법들이 고스란히 들어있다.

이 책에는 허리통증이 자세와 상관없고 통증은 단지 뇌가 인지할 때만 우리가 느끼는 감각이라는 것과 같은 파격적인 내용들로 가득한데, 책에 기술된 내용은 모두 연구 논문들을 근거로 하여 설명되어 있다.

통증에 대해 우리가 기존에 알던 방식과 다른 방법들로 그 원인을 설명하고 있기에 생소한 부분도 많았다. 하지만 통증에 대해 과학적인 근거를 바탕으로 한 것이기에 많은 독자분들께 도움이 되리라 생각한다.

움직이기 위해 인간이 진화해왔고 움직임 자체가 약이라는 저자의 설명에는 고개가 절로 끄떡여지며, 통증이 뇌에서 어떻게 처리되는지에 대한 설명은 참으로 흥미진진했다.

셀프 근막 리셋, 이미지 트레이닝, 패턴별 움직임 방법 등을 설명한 통증 치료 실전편은 꼭 따라 해보시길 권유한다. 부디 이 책을 읽고 있는 독자분들께 많은 도움이 되길 바라며 추천사를 마친다.

UFC 코리안 좀비 정찬성

머리말 —

허리통증, 뇌로 치료한다

(만성 허리통증에서 벗어나는 진실)

이 책을 읽으려 첫 장을 펼친 당신은 아마도 본인이 허리통증에 시달리고 있거나 가족, 연인 또는 친구가 지긋지긋한 허리통증과 싸우고 있으리라 짐작합니다. 이 책은 만성 허리통증, 즉 '허리가 아픈 경험이 3~6개월 이상 지속해서 또는 간헐적으로 일상생활을 방해하고 있어 고통받는' 분들을 위한 책입니다.

이 책의 가장 큰 특징은 다른 허리통증 책들과 달리 허리통증에 관한 병리와 해부 설명이 많지 않은 독특한 허리통증 관리 책입니다. 오히려 허리통증 자체보다는 만성통증이 왜 생기는가에 대한 근원적 원리를 신경과학적으로 설명하려고 합니다.

그리고 통증과 허리통증에 대해 잘못 알고 있는 사실들을 바로잡기에 집중합니다. 통증에 대해 이해하면, 허리통증을 어떻게 관리해야 하는지 스스로 깨닫기 때문입니다.

정보의 양은 급속히 증가하고 축적되어 넘쳐나고 있으며 자신의 지식과 기술이 만병통치라도 되는 양 떠들어 대는 전문가 또는 전문가인 척하는 사람들이 넘쳐나는 세상입니다. 물론 저도 그중의 한 명일 수 있습니다. 그들의 가장 큰 실수는 만성 허리통증을 '고치려'하는 것입니다. 정확히 말하면 허리통증을 포함한 근골격계의 만성통증은 고칠 수 없습니다. '관리하는 것'만이 정답입니다.

저는 미국에서 물리치료 닥터로 25년간 만성 허리통증 환자를 봐오면서 기존 의학 치료 기술과 이론에 의문을 품으면서 연구하기 시작했고 그동안 알게 된 지식과 경험을 나누고자 이 책을 쓰게 되었습니다. 이 책에서 독자분들은 기존에 알고 있었던, 수많은 전문가들이 강조해왔던 허리통증 치료 기술이나 이론과 다른 내용들을 접하게 될 것이라 다소 당혹스러울 수 있습니다.

예를 들면, 허리통증에 그토록 강조되는 '바른 자세'에 관해, 저는 자세와 허리통증이 관련이 없다고 이 책에서 설명합니다. 또한 허리통증이 '허리가 느끼는 통증'이라는 기존 개념을 부인합니다. 실제 모든 통증은 뇌에서만 '인식'되기 때문입니다. 즉, 허리통증의 치료는 허리가 아픈 것이 아니기 때문에 우리 뇌가 허리가 아프다고 '인식'하는 오류를 관리해야 한다는 이론을 소개합니다.

안타깝게도 근골격계 계통의 만성통증에는 아직 확실하게 밝혀진 치료법이 없습니다. 이 책에서 소개되는 지식과 치료 기법 역시 50~60% 정도의 환자분들에게 50~60% 정도의 통증이 경감하는 정도의 도움을 드릴 것입니다. 물론 이 책의 내용이 단 한 분에게라도 만성 허리통증을 관리함에 도움이 된다면 너무 감사할 따름입니다. 통증은 삶을 바꾸기도 하기 때문입니다.

제 개인의 의견은 최소화하고 과학적 연구 논문을 통해 밝혀진 내용들과 통증 신경과학(Pain Neuroscience)을 토대로 이 책을 전개하려고 합니다. 지금부터 풀어나가는 내용들은 현직에서 허리통증을 치료하고 계시는 분들의 의견에 반하는 것이 많을지도 모르겠습니다.

그렇다고 그분들의 의견을 무시하는 게 아니라 왜 이렇게도 만성 허리통증은 나아지기 힘든가를 함께 고민하며 아프신 분들에게 조금이나마 도움을 주기 위함이니 오해 없으시길 바랍니다. 출판을 수락해주신 중앙생활사 김용주 대표님과 직원분들, 그림을 그려주신 키움발달센터 권도한 대표님께 진심으로 감사드립니다.

이 책을 읽는 법 —

• 허리통증이 있으신 일반인분들

어려운 내용은 그냥 읽으면서 이해하지 않으셔도 됩니다. 중요하다고 여러 번 강조되는 내용은 잘 이해하고 암기하면 좋습니다. 이해가 가능한 부분은 이해를 많이 하실수록 통증관리에 도움이 됩니다. '5장 통증 치료 실전편'은 자세히 읽으면서 차근차근, 천천히 따라 하시기를 바랍니다.

• 허리통증 관리 분야에 관련된 의료직 종사자분들

책에서 설명한 내용들을 바탕으로 조금 더 깊게 스스로 연구를 더 해가면서 보시기 바랍니다. 책에서 설명된 부분과 현재 본인이 하고 계시는 방법이 다르면 이 책에서 소개된 이론들과 실기를 현재 하시고 계신 방법에 20~30% 정도 접목하시면서 시작하시기를 권해드립니다.

특히 통증의 기전, 통증의 경로 등과 같은 통증의 신경과학 부문은 본인 상황에 맞게 환자들에게 꼭 설명을 해주시면 환자분들에게 큰 도움이 될 것입니다. 참고문헌을 확인하셔서 더 깊게 공부하시면 됩니다.

• 의료직 종사자는 아니나 통증관리와 관련된 피트니스 종사자분들

통증의 기전, 통증의 경로, 통증의 신경과학 부문은 책에서 설명한 예시를 통해 회원분들에게 설명해주시기를 바랍니다. 이해하기 어려운 부분은 책에서 설명한 내용을 바탕으로 조금 더 깊게 공부하시면 됩니다. 하지만 굳이 이해하려 하지 말고 외우시는 게 더 빠릅니다.

이 책을 읽다보면 같은 내용이 조금씩 다르게 표현된 것들이 있습니다. 통증 신경과학의 중요한 내용들을 우리 신경계의 신경로에 더 강화하려고 의도적으로 한 것입니다. 그냥 쭉 읽어나가시면 됩니다.

차례 —

2장 지금 알아야 할 것들

3장 통증의 신경과학 심화편

5장 통증 치료 실전편

1장

우리가 옳다고 생각해 온 것들

바른 자세가 존재할까?

지금 우리는 '바른 자세의 만병통치 이론' 시대에 살고 있다. 바른 자세로 몸을 잡으면 통증은 당연히 고쳐지고, 마음가짐도 바르게 되며 내장 기관의 활동성도 모두 정상이 된다고 하니 말이다.

자세의 만병통치 이론은 아마도 한국에서 척추 교정이 도수치료의 일종으로 알려지기 시작하며 함께 알려진 것 같다. 척추 교정의 이론 중 척추의 정열을 맞추면 신경계가 활발히 작용해 통증뿐만 아니라 내장 기관의 문제도 고칠 수 있다고 알려져 있다.

이러한 이론이 설득력이 있는 이유는 척수(Spinal cord)에서 시작하는 척추 신경들(Spinal nerves)이 사지에 연결되어 있으며, 척추의 보호를 받는 척수 주변으로 교감신경계의 자율신경절들(Autonomic ganglia)이 분포되어 있기 때문일 것이다. 이 자율신경절들은 신체의 거의 모든 내장 기관과 연결되어 있다.

하지만 신체는 척추 몇 개 교정한다고 해서 좋아질 정도로 간단한

체계를 가지고 있지 않다. 일단 자세는 바로잡을 수 없다. 왜냐하면 바른 자세란 존재하지 않기 때문이다. 내가 바른 자세 잡기에 혈안이 되어 있던 10년 전쯤 있었던 일이다. 나의 통증 클리닉으로 낸시라는 65세 백인 여자분이 찾아왔다. 그냥 보기에도 '바른 자세'를 가졌다고 보기 어려운 상황이었다. 낸시의 목은 앞으로 쭉 빠져 있었고 흉추는 뒤로 만곡이 있었으며 심지어 휘어 있었다.

난 그때까지만 해도 자세를 바르게 유지해야 통증을 '치료'할 수 있다고 믿고 있었다. 난 당연히 낸시의 통증은 등이나 목일 것으로 생각했다. 하지만 낸시는 오른쪽 손목이 아프다고 했다. 의료인의 손을 이용해 근육, 관절 손상을 알아보는 이학적 검사*들을 시행했다.

손목의 관절 가동 범위와 관절의 움직임을 체크했고, 몇 가지 테스트를 한 결과, 넘어질 때 생긴 인대 손상이 있는데 심하지 않아 5~6회 치료를 받으면 충분할 것 같다고 말씀드렸다.

하지만 자세에 대해 말을 안 할 수가 없었다. "현재 환자분의 자세가 많이 틀어져서 방치할 경우, 어깨 통증, 목의 디스크 등으로 인해 안 좋은 증상들이 생길 수 있다"라고 낸시에게 말했다. 그러자 낸시가 이렇게 답했다.

낸시 이미 수도 없이 들은 소리라네. 내 주치의도 그렇게 얘기하

* 물리치료 이학적 검사는 물리치료 분야에서 사용되는 중요한 절차 중 하나이다. 환자의 체력, 기능, 운동 능력, 근육 및 상태 등을 정밀하게 평가하고 진단하는 과정을 의미하며 물리치료 이학적 검사는 환자의 문제를 정확하게 이해하고 맞춤형 물리치료 계획을 개발하는 데 필수적인 과정이다.

고 정형외과 의사도 같은 말을 했지. 퇴행성 관절염이 많이 진행되었고 디스크 탈출도 의심된다고.

필자 네, 그럴 수 있습니다.

낸시 그러면 치료사 당신이 해줄 수 있는 것은 뭔가요?

필자 손목 치료를 하면서 자세를 조금이라도 더 바른 방향으로 잡아 보고 싶습니다.

낸시 확실히 말해 두지만 오른쪽 손목만 치료해주시게나. 난 자세교정 같은 것에는 관심이 없다네.

필자 그래도 지금 자세를 조금이라도 잡아 주시면 이후에 도움이 될까 해서 말씀드립니다.

낸시 난 이런 자세로 15년을 살아왔고 아무 문제가 없었는데 왜들 그리 성가시게 자꾸 자세를 얘기하는지 모르겠어. 그리고 이 나이에 퇴행성 관절염이 없으면 이상한 거 아닌가? 65년을 썼는데.

필자 정말 다른 데는 아픈 데가 없으신가요? 목이나 어깨 아니면 팔이 저린다든지 하는 증상들이요.

낸시 다시 말하지만, 난 오른쪽 손목만 아프다네.

치료를 4회 받고 난 후에, 낸시의 오른쪽 손목이 더 이상 아프지 않았다. 그날 난 많은 생각을 하게 되었다. 자세가 정말로 통증에 영향을 미친다면 낸시 같은 분은 어떻게 목, 허리, 등에는 통증이 없을까 하고 말이다. 그날이 내가 다른 관점으로 통증을 보기 시작하게 된 날이다.

우리는 수도 없이 자세에 관한 말을 듣는다. '허리를 세워라', '거북목이 되면 목 통증과 두통이 발생한다(사실 거북목이라는 용어는 한국에서만 쓰는 용어이다)', '척추 전만을 유지하지 않으면 요추의 디스크가 탈출할 수 있다' 등의 문구들을 수도 없이 들어 봤을 것이다. 그리고 미디어나 유튜브 채널 등에는 이와 관련된 주제들이 넘치고도 넘친다.

척추의 정렬을 맞추자는 주장은 근골격계 통증관리를 하는 의료인이나 피트니스 관련 종사자에게는 참으로 인기 있는 주제이다. 환자나 회원에게 설명하기에 이보다 편하고 쉬운 방법이 없다.

통증이 있는 환자들에게 당신 척추의 정렬이 맞지 않아 허리가 아픈 것이라 설명하고 그러기에 골반을 바로 잡아야 하며 다리 길이를 맞추어야 한다고 설명하면 환자들은 호기심과 두려움으로 지시를 잘 따른다. 엑스레이를 걸어 놓고 얘기하면 금상첨화이다.

난 자세와 통증은 상관이 없는 경우가 훨씬 많으며 바른 자세란 존재하지 않는다고 본다. 일단 자세에 대한 이야기를 좀 해보자. 우리가 척추의 정렬을 이야기할 때 다음의 그림처럼 인체를 크게 세 개의 면(Planes)으로 나누어 생각해봐야 한다.

첫 번째로 소개할 면은 시상면(Sagittal plane)이다. 시상면은 우리 몸의 좌우를 나눈다. 즉, 좌우가 서로 대칭이 되는가를 보는 것이다. 우리가 자세를 얘기할 때 가장 많이 보는 방법이다.

자세에 영향을 주는 근육들은 모두 쌍으로 되어 있다. 척추를 받치는 기립근은 오른쪽과 왼쪽에 쌍으로 같은 모양으로 되어 있으며 서

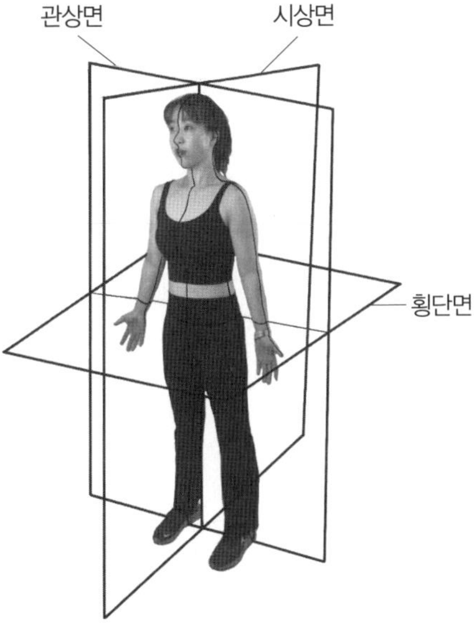

[그림 1] 몸 나누기

있을 때나 걸을 때 체중을 딛게 해 주는 중둔근 역시 그러하다. 발의 아치를 받쳐주는 족저근 역시 쌍으로 되어 있다. 이외의 모든 자세 근육들도 쌍으로 존재한다.

그런데 문제는 우리 신체 장기의 무게는 좌우가 같지 않다는 것이다. 오른쪽으로 더 무게가 쏠려 있는 간의 무게는 1.2~1.5kg이지만, 왼쪽으로 살짝 더 치우쳐 있는 심장의 무게는 평균 245g밖에 되지 않는다. 왼쪽으로 더 치우쳐 있는 위장은 속이 비어 있어 그 무게가 미약하다.

폐는 다 알다시피 두 개이지만 오른쪽이 조금 더 무겁다고 알려져 있다. 왼쪽 폐는 심장에 공간을 주어야 하니 작다. 그리고 비장도 오른쪽에 위치한다. 이렇듯 일단 장기의 무게는 좌, 우가 동일하지 않고 이런 장기들은 막에 쌓인 채 척추를 중심으로 붙어있다. 왼쪽과 오른쪽의 무게가 원래부터 다른데 좌, 우의 균형을 맞춘다는 것은 처음부터 어불성설이다.

청소년기 몸의 성장이 급격히 일어날 때 발생하는 척추 측만증의 비율을 보면 더욱 이 가설은 확실해진다. 왼쪽과 오른쪽의 무게와 부피의 비율이 같다면 측만증이 발생하는 방향의 비율이 같아야 한다.

척추 측만을 구분하는 방법 중 만곡의 방향에 따라 구분하는 방법이 있다. 오른쪽으로 만곡의 방향이 생기는 것을 덱스트로 측만증(Dextroscoliosis), 왼쪽으로 만곡의 방향이 생기는 형태를 레보 측만증(Levoscoliosis)이라고 한다.

연구에 따르면 측만증이 있는 청소년 중에서, 오른쪽으로 만곡이 형성되는 덱스트로 측만증을 갖고 있는 비율이 85~90%가량을 차지하며, 왼쪽으로 만곡이 형성되는 레보 측만증을 갖고 있는 비율이 나머지 10~15%만을 차지하고 있었다.

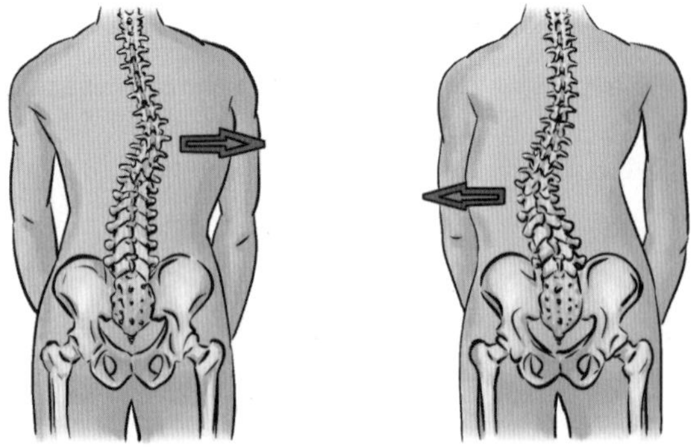

[그림 2] 만곡의 방향에 따른 측만증. 덱스트로 측만증(좌), 레보 측만증(우)의 모습

사람 근육의 무게를 좌우로 비교해서 평균 무게를 낸 연구들은 난 아직 보지 못했다. 근육의 크기는 개인차가 심하기 때문이다. 나이, 운동, 노동 정도에 따라 근육의 밀도가 다르게 발달하고 밀도는 곧 무게에 반영된다.

근육의 발달 과정이 좌우가 같은 크기로 초기에 발생한다고 가정할 수는 있으나, 난 한 번도 좌우의 근육 크기가 똑같은 사람들을 본 적이 없다. 대부분의 사람들은 각자가 더 사용하는 동작의 패턴에 따라 근육의 크기가 좌우로 차이가 난다.

당연히 오른손잡이의 오른쪽 척추 기립근들이 더 크다. 즉, 근육의 무게도 좌우가 차이가 나는 것이 당연한 이치이다. 결과적으로 우리의 인체는 원래 좌, 우의 균형이 맞지 않는 것인데 그것을 잡으려는 시도 자체가 어쩌면 비상식적일 수 있다는 것이 나의 의견이다.

두 번째로 봐야 할 면은 관상면(Frontal plane)이라고 불리는 단면으로 우리 인체를 앞과 뒤로 구분한다. 우리 몸에는 중력 중심점(Center of gravity)이 있다. 가상의 점이긴 하나 쉽게 말해 우리 몸의 가장 중심이 되는 지점을 표시한다고 생각하면 된다.

이 인체의 무게중심인 중력 중심점은 복부에 위치하며, 배꼽의 약간 위에서 몸의 앞쪽을 향한다. 신체 무게의 대부분인 장기, 흉곽, 상체 근육 등이 신체 앞부분에 위치하기 때문이다.

장기만 따로 보더라도 몸의 앞쪽 부분에 심장, 폐, 간과 함께 소화기관의 일부를 포함한 여러 무거운 기관들이 있다. 이 중심점도 몸의 위치와 무게 분포에 따라 달라진다. 예를 들어, 사람이 서 있을 때 무게중심은 제2 천골 척추 바로 앞에 위치하고, 사람이 앉아 있을 때 무게중심은 제3 요추 바로 앞 지점으로 이동한다. 즉, 이미 앞쪽으로 우리의 무게 중심점이 위치한다는 것이다.

관상면에서 인체의 균형이 맞을 수 없다는 것은 어깨 관절과 고관절의 위치와 생김새만 봐도 쉽게 이해된다. [그림 3]은 어깨 관절이 우리 몸에 어떻게 부착되어 있는가를 보여준다.

우리가 어깨 관절이라고 흔히 부르는 관절은 상완관절(Glenohumeral joint)이라 불린다. 상완골이 견갑골에 부착되는 부위를 일컫는데 그림에서 보듯이 이미 견갑골 자체가 앞쪽으로 30° 이상 각도를 만들며 부착된다.

[그림 4]에서는 고관절의 각도를 보여준다. 고관절은 대퇴골두

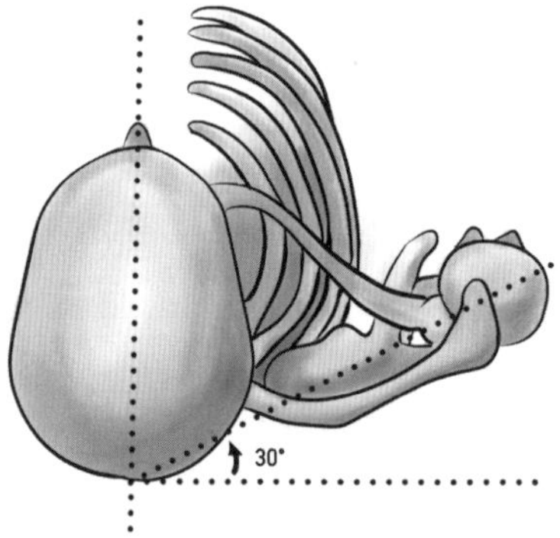

[그림 3] 어깨 관절의 위치

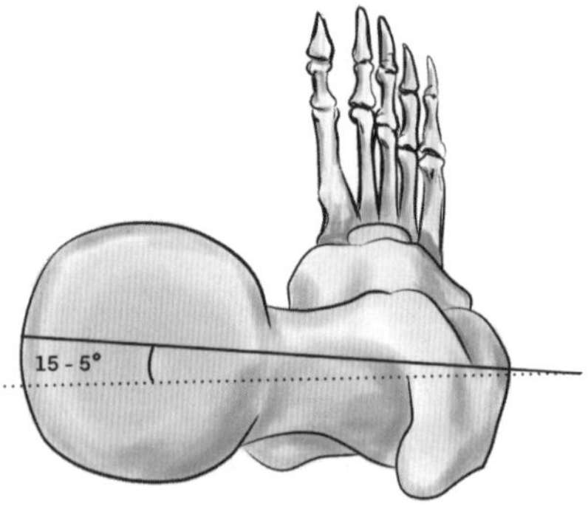

[그림 4] 고관절의 위치

(Femur head)가 골반의 관골구(Acetabulum)에 부착되는 부위를 칭한다. 그림에서 보다시피 이것 역시 대퇴골의 골두가 앞쪽으로 이미 5~15° 가량 틀어져 부착된다.

모두 알고 있듯이 우리의 사지는 이 어깨 관절과 고관절 아래로 붙어있다. 결론적으로 우리의 사지는 이미 앞쪽으로 치우쳐 우리 몸에 위치한다. 바른 자세 유지를 맹신하는 사람들이 좋아하는 [그림 5]의 척추의 만곡을 보자.

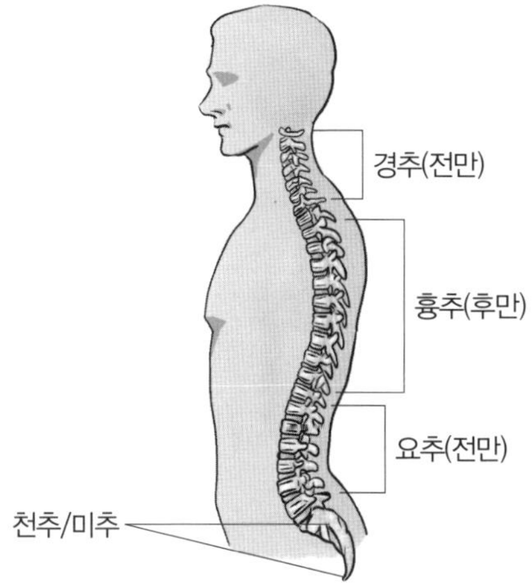

[그림 5] 척추의 일반적인 만곡

[그림 5]에서 보듯 우리의 척추는 허리에서는 앞으로, 등에서는 뒤로, 그리고 다시 목에서는 앞으로 만곡을 이룬다. 그리고 진화 과정에서 전두엽 쪽이 커진 뇌를 싸고 있는 목에 얹힌 두개골은 당연히 몸의 전면 쪽으로 위치한다.

사실 이 만곡 자체가 우리 몸의 앞과 뒤의 균형이 맞을 수 없음을 보여준다. 우리 몸의 앞과 뒤의 균형이 맞지 않는 것을 보상하기 위해 만들어진 것이 척추의 전만과 후만 보상 패턴이기 때문이다. 이러한 보상 패턴으로 인해 우리는 서 있을 수 있는 것이다. 즉, 이족 보행을 하기 위해 발달한 보상 패턴일 뿐이다.

어깨의 위치, 고관절의 위치, 그리고 척추의 만곡은 인간의 진화 과정에서 발생한 것으로 보인다. 고관절은 사족 보행에서 이족 보행으로 진화하는 과정에서 앞쪽으로 위치하게 되었다. 그리하여 무릎과 발목이 체중을 받치게 되면서 몸의 안정성을 높여준다.

우리의 두 어깨는 사족 보행 시 원래 앞 다리가 두 개였으므로 등 바깥쪽을 형성하던 늑골의 곡선을 따라 견갑골이 앞쪽으로 휘어 있다. 앞쪽으로 휘어진 각도를 보상하기 위해 상완골은 견갑골에 부착될 시 30° 정도 뒤쪽으로 각도를 만들어 부착되어 있다.

그래야 어깨의 회전 각도가 충분히 확보된다. 어깨의 회전 각도가 확보되어야 인간은 손을 더 자유롭게 사용할 수 있다. 그리고 손의 사용이 두뇌 발달에 영향을 미쳤음을 [그림 6]에서 알 수 있다.

대뇌 체성감각피질 영역(Somatosensory cortex)과 **운동피질 영역**(Motor cortex)에서 몸통보다 손이 차지하는 부위가 실제 손의 크기보다 훨씬 크다는 것이 증명된다. 손의 영역이 허리에서 머리까지의 영역보다도 크게 그려져 있는 것을 볼 수 있다.

이렇듯 앞쪽으로 무게가 치우쳐 있는 사람의 몸을 이족 보행에서 넘어지지 않고 지탱하려면 척추는 휘어짐을 스스로 만들어야만 했다. 그게 아니라면 인간은 앞으로 숙인 채 이족 보행을 해야 했으며

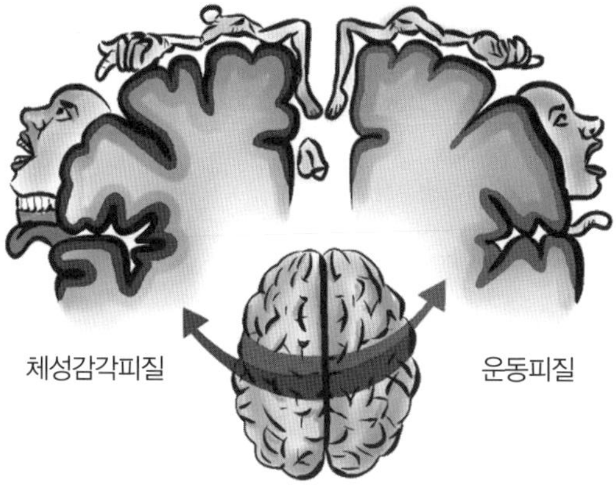

[그림 6] 대뇌 체성감각피질 영역과 운동피질 영역

그렇게 됐다면 인간의 위대한 진화 중 하나인 손의 기능이 지금처럼 뛰어나지 않았을 것이다.

세 번째로 횡단면(Horizontal plane)이 있다. 횡단면은 신체의 위아래를 나누는 면이다. 사실 이 면에서 일어나는 비대칭성은 설명할 것도 없다. 좌우의 대칭이 맞지 않고 앞뒤 역시 대칭이 되지 않는다면 살아있는 신체에서는 위아래는 당연히 맞지 않게 된다.

이런 이유로 척추 기립근이 양쪽으로 붙어있는 인간의 골반은 같은 선상에 처음부터 위치하기가 어렵다. 좌우가 같지 않고 위아래가 같지 않으므로 당연히 골반의 회전 변위는 자연스러운 것이다.

우리는 골반의 변위(Pelvic tilt)가 일어나면 곧 통증이 밀려올 거라는 세뇌를 받아왔다. 결과적으로 말하면 바른 자세를 유지하는 것은 불가능하다. 왜냐하면 바른 자세란 존재하지 않기 때문이다.

바른 자세가 통증을 줄일까?

수도 없이 들어온 이야기일 것이다. 바른 자세를 유지해야 통증이 생기는 것을 방지하거나 통증을 없앨 수 있다고 말이다. 우리가 흔히 이야기하는 바른 자세(?)란 [그림 7]과 같은 자세를 말한다.

좌우가 대칭이여야 하고 신체 옆으로 떨어지는 중력선(Line of gravity)

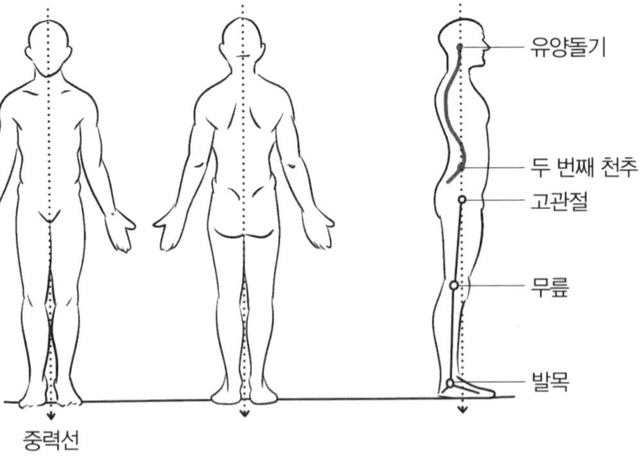

[그림 7] 신체에 작용하는 가상의 중력선

이 [그림 7]과 같이 위치해야 한다. 쉽게 말하면 목이 앞으로 빠지지 말아야 하고('거북목'이 되지 말아야 하며), 허리에서는 척추 전만이 나타나야 바른 자세를 유지할 수 있다는 것이다. 그렇다면 목을 앞으로 빼고 일정 시간 앉아 있으면 목의 통증이 증가해야만 한다.

238명의 의대 학생들이 참가한 연구가 있다. 연구의 내용은 이렇다. 238명의 의대 학생들의 목 상태를 먼저 검사했다. 최근 다친 병력이 없어야 하고, 척추 측만증이 없어야 하고, 최근 교통사고가 없었으며 수술을 받은 적이 없고, 비만이 아닌 참가자들을 선별했다.

실험에 참여한 학생들에게 전화기를 한참 동안 보고 있으라고 했다. 즉, 목을 굽힌 상태로 있게 했다. 그들이 전화기를 보면서 보낸 시간은 앉아서 1.7시간, 서서는 1.3시간을 보냈다. 즉, 3시간가량을 목을 앞으로 빼서 굽히고 있었던 것이다.

그런데 이 자세가 통증을 더 증가시키는가에 대한 답은 우리의 일반적인 생각과 좀 달랐다. 42.4%의 참가자는 아주 경미한 통증을 보였고, 8.4%의 학생은 중증도의 통증, 그리고 238명 중 117명인 거의 과반수는 아무 통증의 변화가 없다는 결론이 보고되었다.

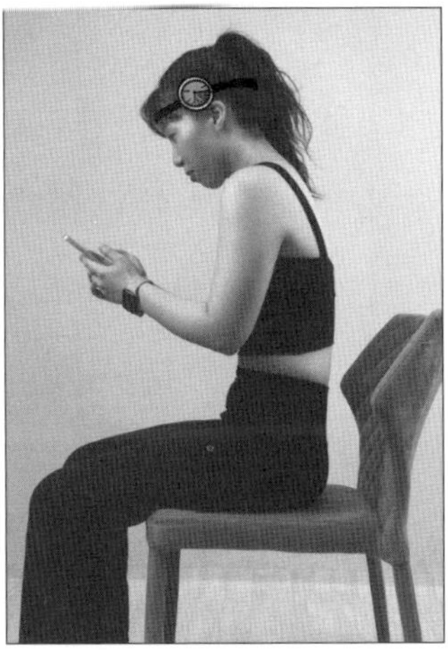
[사진 1] 목 굴곡 측정기를 착용한 채 실험에 임하는 학생

이 연구에서 발표한 결과 중 더 신기한 것은([사진 1]과 같이 목의 각도를 재는 기구를 착용하고 연구에 참여했다) 목을

굽히는 굴곡의 각도(Cervical flexion degree)와 통증의 상관관계는 없었다는 것이다. 또 다른 연구에 따르면 피실험자들의 목을 [그림 7]과 같이 인체의 중력선에 맞게 바른 자세(?)로 세우고 있게 했더니 오히려 통증이 훨씬 증가했다는 보고까지 있다.

한 가지 더 얘기해 보자. [그림 8]의 우측 그림은 흔히들 'O자형 다리'라고 불리는 것으로 무릎 사이가 멀어져 있는 경우를 말한다.

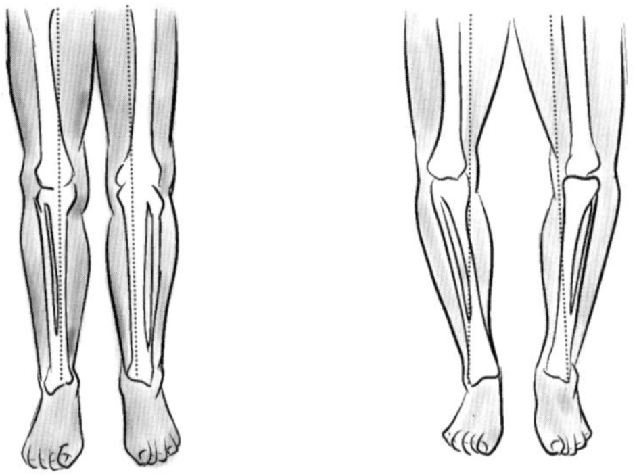

[그림 8] 일자형 다리(좌)와 O자형 다리(우)의 비교

[그림 8]에서 보듯이 다리가 곧 바르게 위치하려면 무릎의 뚜껑인 슬개골(patella)과 무릎 아래 정강이를 형성하는 뼈인 경골(tibia)이 직선으로 연결되어야 한다. 그런데 문제는 아시아인의 대부분이 경골 자체가 휘어 있다는 것이다.

아시아 혈통의 사람들의 정강이뼈인 경골이 안쪽으로 약간의 굴곡을 가지고 있을 수 있다는 연구 결과가 있다. 이것은 태어날 때부터 존재하는 선천적인 상태로 생각된다고 한다. 정형외과학 저널(Journal of Orthopaedic Research)에 발표된 연구에 따르면 중국 환자 집단의 평균 경골 비틀림 각도(Tibia torsion)는 10.3°로, 약간 구부러진 것으로 밝혀졌다.

또 다른 연구를 보면 백인의 경골 비틀림 각도는 백인종 남성은 5.5°, 백인종 여성은 6.5°로 나타났다. 즉, 아시아인의 경골 비틀림 각도가 원래부터 더 큰 것이다. 이 두 연구 모두 경골 비틀림은 병적인 상태가 아니라고 연구자들은 밝혔다. 어느 집단에서나 발생할 수 있는 정상적인 변화이며 증상이나 문제를 야기하지 않는 한 어떠한 치료도 필요하지 않다는 것이다. 또한 다른 연구들에 의해 밝혀진 몇 가지 사실들을 더하자면 이렇다.

1. 다리 길이 차이와 허리통증 사이에는 연관성이 없다. 목 곡선의 형태와 통증과는 큰 상관이 없다(거북목은 통증에 영향을 미치지 못한다는 것이다).
2. 허리 측만증, 골반 기울기 등은 허리 통증과 상관이 없다.
3. 청소년기에 흉추 후만(등이 구부정한)이 있거나 요추 전만이 심하다고 해도(배가 튀어나온 자세), 이후 성인이 되어서의 허리통증의 발생률은 오히려 낮았다.

내 경험으로 아무런 증상이 없는 'O자형 다리'의 정렬을 서양인처럼 직선형으로 만들겠다고 할수록 오히려 통증과 기능 이상이 생기는 것을 많이 보았다. 또한 비슷한 예는 스포츠 선수에게서 쉽게 찾아볼 수 있다. 나에게 왔었던 야구 투수 환자의 경우 허리 측만증이 있었다.

그는 카이로프랙터와 트레이너에게 오랫동안 치료를 받았으나 큰 효과가 없었다. 물론 척추의 정렬을 맞추는 교정을 받아 왔고 척추 측만증을 고치기 위한 운동을 해왔다. 그가 가지고 있던 측만증을 허리 통증의 원인으로 봤기 때문이다.

난 그에게 이 정도의 측만증은 아무 문제가 없는 것이며 특히 한쪽으로 공을 계속 던지는 투수의 경우 측만증을 잡으면 오히려 공의 스피드나 제구력이 떨어질 것이라고 했다. 그는 실제로 최근에 스피드가 떨어져서 고민이 많다고 했다.

최근 성적이 부진해 있던 그에게 난 통증이 어떻게 발생하는지에 관한 경로와 그것이 우리 몸에 어떻게 영향을 미치는지 설명했다. 그리고 측만증으로 인해 근육의 긴장이 올라가 있던 부위에 오히려 근육을 늘리며 힘을 만드는 신장성 강화 운동(Eccentric contraction exercise)을 시켰다.

그는 몇 회의 치료 후 상당한 호전을 보였고 통증이 사라지자, 예전의 자신감을 찾았고 공의 스피드 역시 회복되었다.

전체적 결론을 내리면 이렇다. 자세 등의 인체 역학적 인자가 목이나 허리통증 등의 척추 관련 통증에 영향을 미치는 정도는 미미하며(전혀 없다는 것은 아니다) 많은 다른 인자들이 작용해 통증을 일으키는 것으로 보인다.

땅에 떨어진 돈은 줍지 마세요

40대 교포 환자분으로 기억한다. 첫눈에 이미 상당한 통증으로 고통받는 것이 보일 정도로 힘든 얼굴을 하고 있었다. 진료실에서 이분을 검진하다가 상당한 충격을 받았던 기억이 난다. 이분은 앞으로 거의 허리를 숙이지 못했다.

급성 염좌의 경우 아주 흔한 증상이지만, 급성이 아니라 이미 수개월 넘게 그렇다고 하셨다. 난 그분의 나이에 잘 발생하는, 척추가 대나무처럼 통째로 굳어가는 강직성 척추염(Ankylosing spondylitis)을 의심했으나 결과적으로 아니었다.

그래서 어떻게 이렇게 되었냐고 물어봤더니, 유튜브 채널에서 어떤 유명한 대학의 교수님이 허리는 절대로 앞으로 굽히면 안 된다고 해서 따라 하다가 굳어 버렸다고 했다. 그 교수님이 대중들에게 쉽게 설명하기 위해 '떨어진 돈은 줍지 마시라'라고 설명하신다는 것이다. 즉, 허리를 앞으로 굽히는 동작은 절대로 하지 말라고 가르치신다는 것이다. 척추를 뒤로 젖히는 운동인 맥켄지 요추 신전 운동(McKenzie lumbar extension exercise)이 중요하다고 배웠다고 했다.

척추 디스크의 손상을 예방하거나 손상을 치유하기 위해선 배가 앞으로 좀 나오는 자세인 허리 전만(Lumbar lordosis)의 휘어짐을 유지해야 한다는 게 설명의 핵심인 듯하다.

그렇다면 먼저 흔히 말하는 디스크 탈출이 일어났을 시 발생하는 수핵 손상의 치유 과정이 어떻게 되는지 먼저 살펴보자. 정말 허리를 뒤로 젖히는 듯한 자세가 디스크 수핵의 치유를 촉진하는지 말이다.

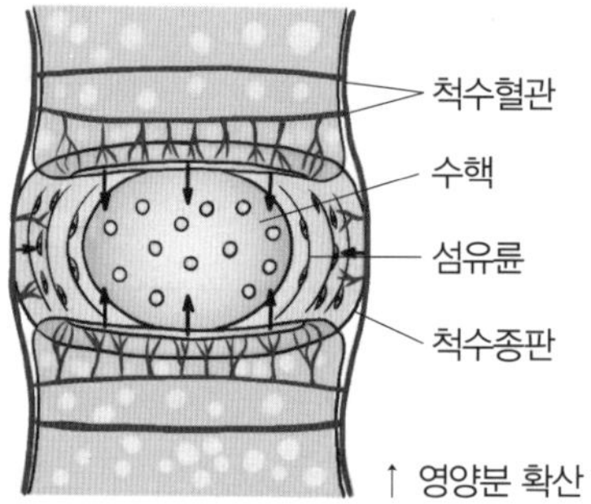

[그림 9] 척수 수핵의 혈관 분포

척추 디스크의 중심에서 발견되는 젤 형태의 물질인 수핵(Nucleus Pulposus)은 [그림 9]와 같이 그 자체는 혈액 공급이 거의 없다. 그래서 수핵은 스스로 회복하는 능력이 제한적인 것으로 알려져 있다.

우리가 '디스크'라고 부르는 것은 안쪽 부분에 수핵이 있고 바깥쪽으로 섬유륜(Annulus fibrosus)이 있는 것이다. 납작한 고무공(수핵)을 아주 많은 실타래(섬유륜)가 둘러싸고 있다고 생각하면 된다.

흔히 얘기하는 '디스크'의 이동 등으로 인해 이 수핵이 손상당하면 흉터 조직(Scar tissue)을 형성함으로써 스스로 회복한다. 이런 흉터 조직은 수핵이나 다른 조직 손상 시에 형성되는 섬유조직의 일종이다. 살이 찢어졌을 때 새살이 올라와 흉터 조직을 만들어 치유하는 것과 다르지 않다.

그런데 이 수핵에는 혈액 공급이 부족해 치유 과정이 느려 수핵 스스로 회복되기 어렵다. 그렇다면 수핵에 영양분을 집어넣어 스스로 치유하는 걸 도와줘야 하는데 이럴 때 확산(Diffusion)이라는 방법이 사용된다.

확산은 [그림 10]처럼 물에 잉크를 떨어트리면 퍼져 나가는 상태 같음을 말하는데 혈액 공급으로 영양분을 받는 주변에서 영양분을 수핵으로 넣어줘야 하는 것이다.

수핵의 둘레를 감싸는 원반형 섬유륜과 수핵 아래와 위에 있는 척추 종판(Vertebral end plate) 에서 영양분을 넣어준다.

이때, 섬유륜과 척추 종판의 모세혈관들에서 나오는 영양분이 확산을 통해 수핵으로 이동되고 흡수된다.

문제는 이렇게 확산이 일어나려면 다양한 방향에서 수핵에 자극이

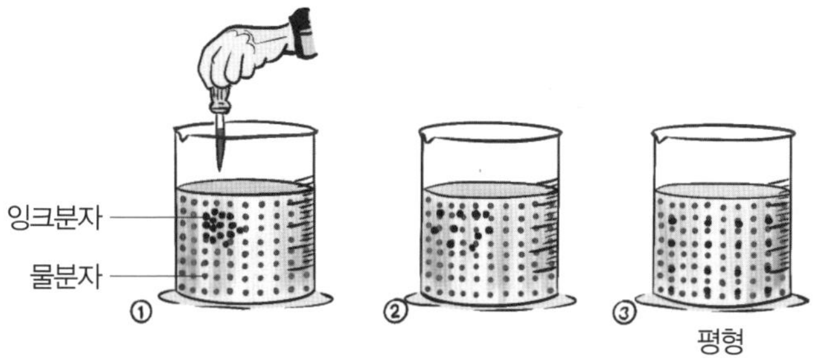

[그림 10] 확산의 원리

주어져야 한다는 것이다. 사실 생각해보면 간단하다. [그림 10]에서 컵을 한쪽으로 기울이고 있다면 당연히 물 전체에 골고루 잉크가 퍼지지 않을 것이다.

우리 몸은 움직일 때 척추를 둘러싼 근육이 수축하고 이완되는데, 이때 혈액 공급이 활발해진다. 이렇게 증가한 혈류는 세포의 신진대사를 지원하고 치유 과정을 돕기 위해, 필요한 산소와 영양분을 디스크에 제공하게 되는 것이다.

그러므로 당연히 척추의 움직임은 전 방향에 걸쳐 발생시켜야 한다. 허리를 뒤로 젖히는 운동이나 자세만을 유지할 경우 결과적으로 디스크 탈출 시 발생하는 수핵 손상의 치유를 방해하게 된다. 컵을 한쪽으로 기울이고 있는 결과를 초래하기 때문이다.

또한 우리 몸은 움직이지 않으면 굳어 버리게 된다. '요변성(Thixotropy)'이라는 물리학의 개념이 있다. 이 요변성은 응력(Stress)이나 전단 속도(Shear Rate, 힘에 반응하여 유체가 흐르는 속도)의 변화에 따라 점성을 변화시키는 물질의 특성이다.

이러한 요변성의 원리에 의해서 전단력(Shear force)이나 응력을 받으면 점성이 낮아지거나 유동성이 강해지고, 전단력이나 응력이 제거되면 다시 점성이 높은 상태로 되돌아간다.

아주 쉽게 예를 들자면 이렇다. 길에 아스팔트콘크리트를 새로 깐다고 치자. 아스팔트콘크리트는 자갈, 모래 등을 함유한 시멘트가 주원료이다. 이 아스팔트콘크리트를 필요한 길에 깔고 도구를 사용해 모양을 잡는다. 이때까지는 원하는 방향으로 원하는 만큼을 움직여서 길에 맞게 아스팔트콘크리트를 조정할 수 있다.

하지만 이 아스팔트콘크리트를 굳게 내버려두면 얼마 지나지 않아서는 딱딱하게 굳어 버린다. 그 이후에는 아스팔트콘크리트의 모양을 바꿀 수 없다. 굳어진 아스팔트콘크리트를 다시 깨버리지 않는 한 말이다.

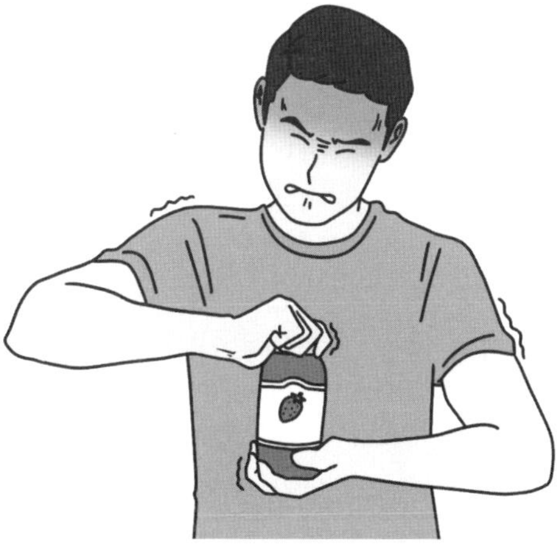

[그림 11] 시간이 지난 딸기잼은 뚜껑 주변이 굳어버려 열리지 않게 된다.

더 쉽게 이야기하자면 [그림 11]처럼 딸기잼 뚜껑을 오래 열지 않으면 뚜껑 주변 묻어 있던 딸기잼이 굳어 뚜껑을 열기 힘들다. 사람의 척추에 있는 추간판(Intervertebral disc, 우리가 흔히 디스크라 부르는 그것이다)도 요변적 특징을 보인다.

이 디스크는 척추와 척추 사이에서 충격 흡수제와 쿠션 역할을 한다. 사람이 정적인 자세를 취할 때, 추간판은 상대적으로 단단하고 척추를 지탱해 준다. 그러나 사람이 몸을 굽히거나 비틀어 움직일 때,

디스크는 전단력과 응력을 받게 되고, 이에 따라 앞에서 말한 수핵(디스크의 젤과 같은 중심)은 점성이 떨어지고 더 유동적으로 된다(딸기잼 뚜껑을 자주 열어주면 굳지 않듯이).

이를 통해 디스크가 움직임으로 인한 스트레스를 흡수하고 분산시켜 척추 부상 위험을 줄일 수 있게 한다. 일단 움직임이 완료되고 스트레스가 제거되면, 수핵은 다시 한번 척추를 지지하면서 더 점성의 상태로 돌아간다(딸기잼 뚜껑이 굳듯이).

문제는 척추를 지지하는 자세를 한 방향으로만 움직이고 다른 방향으로 움직이지 않으면 어떻게 될까? 그렇다. 전단력과 응력이 가해지는 방향을 제외한 다른 방향은 굳어 버린다.

추간판 디스크 수핵의 예는 아주 단적이며 우리 몸의 근막(Fascia)에 이 요변성의 특징을 대입하면 더 심한 문제를 일으킨다. 근막은 우리 몸의 전신(장기를 포함한)을 감싸고 있는데 한 방향으로만 움직이면 다른 방향에서 점성은 확대되어 굳어 버린다.

그러면 내가 처음 언급했던 교포 환자분처럼 척추를 앞으로 잘 굽히지 못하고 굳어 버리는 무서운 결과를 초래할 수도 있다. 그렇게 심각하게 되지 않더라도, 척추 관절 사이의 활액 점성도가 높아져 관절 사이에 윤활 작용이 현저히 떨어지게 되고 관절의 유연성을 잃게 된다. 그리고 이 유연성의 제한은 통증을 증가시킨다고 알려져 있다.

마지막으로 디스크가 이동(흔히 추간판 탈출증이라 부른다. 하지만 난 이 단어가 상당히 두렵게 들려 '이동'이라는 단어를 사용하기로 했다)되는 것을 막기 위해서는 허리, 척추뼈 사이의 관절, 즉 척추 간의 관절을 잘 잡아 줄 수 있는 근육의 강화가 필요하다.

두 척추뼈 사이의 관절인 이 척추 간 관절의 안정성이 확보되어야 디스크가 이동되는 것을 막을 수 있다. 그리고 역학적 분석에 따른 허리통증 치료 시 가장 권유되는 방법이 바로 이 '척추 안정화 교육'이라는 것이다.

척추 안정화 운동 중 유명한 운동 방법이 '데드 버그(Dead bug)' 운동이다. 벌레가 죽어갈 때의 모습을 본떠서 만든 것이다. 이 운동은 기본적으로 이렇다. [사진 2]와 같이 누워 팔과 다리를 들고 배를 살짝 집어넣어 허리를 바닥에 가깝게 붙인다. 즉, 요추를 일자에 가깝게 유지한다. 배에 힘을 준 상태로 사지를 천천히 움직여 척추의 심부 근육의 활성화를 가져와 척추의 안정화를 일으키는 운동이다.

허리 척추의 안정화에 가장 중요한 근육군이 바로 [그림 12]의 다열근과 복횡근 같은 근육들인데, 이 근육들은 척추에 아주 가깝게, 즉 몸 바깥에서 보면 깊은 쪽에 붙어있는 근육들이다. 이 근육들이

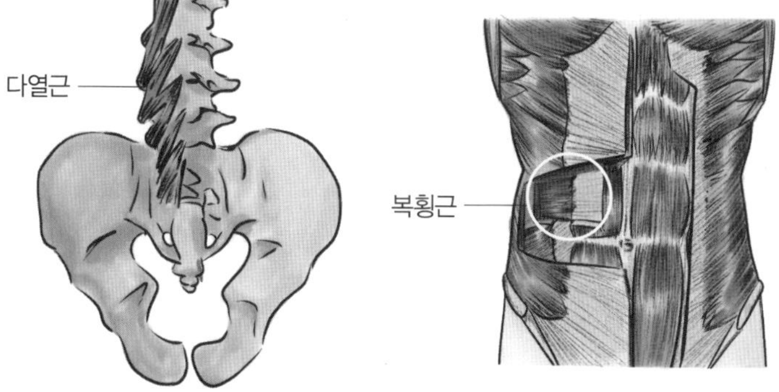

[그림 12] 다열근(좌)과 복횡근(우)의 모습

척추 간 움직임을 조절해서 디스크가 제자리에 있도록 밀어주는 것이다. 디스크가 이동하려고 하면 제자리에 위치하도록 압력을 행사하는 근육들이다.

그런데 이런 심부 근육을 움직이게 하는 가장 좋은 방법은 [사진 2]처럼 배에 힘을 준 상태에서 사지를 움직일 때, 그리고 천천히 움직일 때 가장 많이 활성화된다. 오히려 배가 들어가 있어야 한다. 그런데 허리를 뒤로 젖히는 운동이나 자세는 이 반대의 자세이다. 즉, 척추의 안정화를 가지고 오지 못하고 디스크를 제자리에 잡아두지 못하는 자세이다.

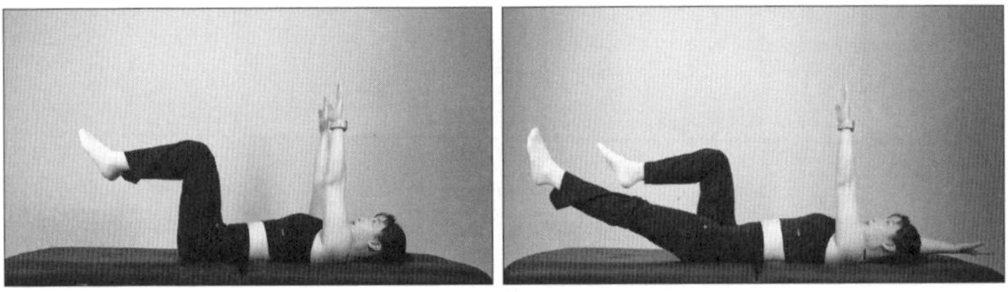

[사진 2] 데드 버그 운동

아주 더 간단히 설명해주겠다. 무거운 것을 들을 때 배에 힘을 줘야 하는가 아니면 허리를 뒤로 젖혀 물건을 들어야 하는가? 당연히 배에 힘을 주고 다리의 힘, 즉 고관절의 힘을 사용해서 들으라고 대부분 가르친다. 허리를 뒤로 젖히는 자세가 척추의 안정화를 가지고 오는 것이 아니라, 오히려 배에 힘을 주는 자세가 안정화를 가지고 온다.

환자의 척추 상태에 따라 앞으로 굽혀야 하는 운동을 해야 하는 경우와 뒤로 젖혀야 하는 경우들이 따로 있다. 하지만 그렇게 해야 하는 시기가 지나고 증상이 호전되면 반드시 척추가 움직일 수 있는 모든 방향으로 움직여줘야 한다. 그렇지 않으면 득보다 실이 훨씬 큼을 명심하자. 그리고 나는 떨어진 돈은 허리를 굽혀 틀림없이 줍는다.

맥켄지 요추 신전 운동과 윌리엄 요추 굴곡 운동

몇 년 전이었다. 한국에서 물리치료사로 일하는 친한 후배에게서 전화가 왔다. 대뜸 "형님, 맥켄지 신전 운동하면 대부분의 허리통증이 나을까요?"라고 내게 물었고, "뭔 자다가 강아지풀 뜯어 먹는 소리야, 어떻게 한가지 테크닉으로 허리통증이 치료된단 말이야?"라고 대답했던 기억이 난다.

후배는 도수치료 센터의 센터장이고 주로 도수치료 환자들을 보는데 많은 환자분들이 그렇게 이야기들을 하셔서 난감한 경우가 많이 생긴다는 것이었다. 그렇지 않다고 자세히 설명을 해드려도 잘 믿으시지 않는다는 것이다.

일 년가량 쉬러 한국에 와 있는 내가 보기에도 여전히 한국에서 맥켄지 운동이 상당히 인기인 듯해, 이 운동에 대해 말해보고자 한다. 사실 나에겐, 치료적 운동법에 유행이 있다는 것 자체가 이상한 일이긴 하다. 환자 개인에 맞게 만든 치료적 운동법이 적용되어야 하기에, 만병통치약처럼 한 가지 운동 형태로 치료적 운동이 유행한다는 것 자체가 말이 안 되기 때문이다.

맥켄지 운동은 로빈 맥켄지(Robin McKenzie)라는 뉴질랜드 물리치료사에 의해 1950년대에 개발된 통증 치료법 중 하나이다. 맥켄지가 이 운동을 만들게 된 일화가 있다. 1956년에 그에게 환자가 찾아왔는데 심한 허리통증이 있었다. 통증이 오른쪽 다리로 뻗쳐 내려가는 방사통 때문에 힘들어하던 환자였다.

이 환자는 허리를 앞으로는 굽힐 수 있었으나 뒤로는 전혀 젖힐 수 없었다. 멕켄지는 이 환자에게 치료실 테이블에 잠깐 누워 있으라고 하고 이전에 보던 환자 치료를 끝내러 갔다. 5분 정도 후 치료를 마치고, 새로 온 환자를 보려 치료실 문을 열고 들어갔을 때 그는 깜짝 놀랐다.

그 환자가 머리를 테이블과 마주하며 엎드려([사진 3] 참고) 있었다. 이때까지만 해도 엎드리는 동작은 허리에 아주 안 좋다고 여겨져서 금기시했었다고 한다. 더 놀라운 것은 그 환자는 지난 3주 동안 그 자세를 해야만 통증이 줄어들고 더 편하게 느낀다고 했다.

이 일을 계기로 맥켄지는 그동안 자신이 믿었던 치료와 운동법을 재고했으며, 2013년에 암으로 사망하기 전까지 자신의 진단, 평가, 치료하는 운동 방법들을 연구하고 교육하는 일에 매진했다.

많은 이들이 믿고 있는 것과 달리 맥켄지는 허리를 반드시 뒤로 젖혀야만 허리의 통증이나 다리로 내려가는 방사통이 좋아진다고 생각하지 않았다.

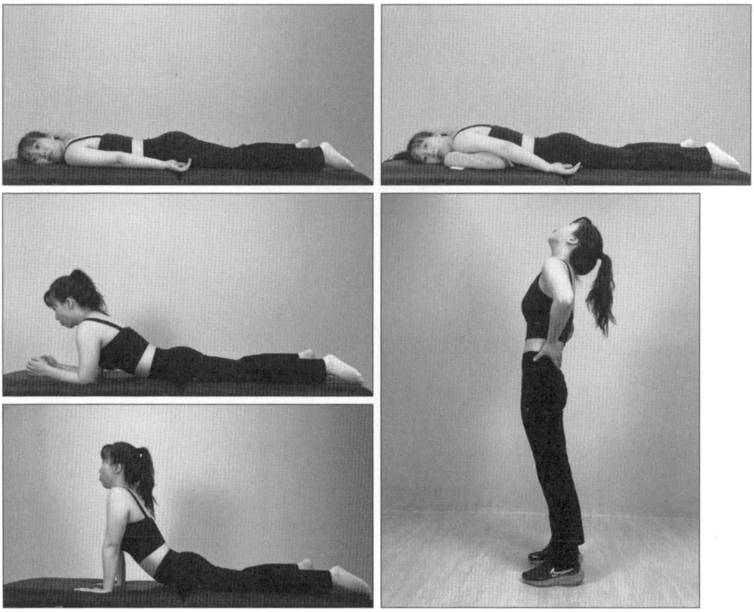

[사진 3] 맥켄지의 신전 운동

그는 평가를 통해 어떤 동작이든지 간에 증상이 하지 쪽으로 더 내려가지 않고 허리 척추 쪽으로 가깝게 올라오는 동작이면 어떤 동작이든 상관없다고 밝혔다. 그는 이걸 '통증의 중심화'(이후에 설명되는 통증의 신경과학 내용 중 '통증의 과민적 중심화'와는 다른 내용이다)라고 불렀다([그림 13] 참고).

[그림 13]처럼 오른쪽으로 갈수록 통증의 중심화가 되는 것이고 왼쪽으로 갈수록 말초화가 되는 것이다. 맥켄지는 오른쪽으로 가는 증상 중에서 통증이 점차 척추에 가깝게 '중심화'되는 과정이 바로 척추 디스크가 이동되어 있던 상태에서 몸이 회복되어 가고 있을 때의 임상 양상이라고 보았다.

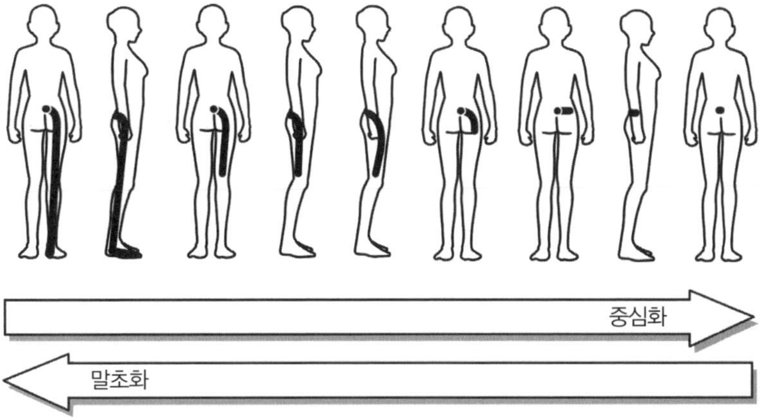

[그림 13] 통증의 중심화와 말초화

그래서 이 과정을 빠르게 진행해 치유를 촉진하려면 허리를 뒤로 젖히는 '신전' 운동([사진 3] 참고)이 더 효과적일 수 있다고는 했으나, 촉진하는 방법이 그 환자에 따라 앞으로 굽히는 동작에서 발생하면 그렇게 진행하면 된다고 한 것이다.

우리는 이것을 방향성 선호(Directional Preference)라고 부른다. 다시 말하면 반드시 허리를 뒤로 펴주는 신전 운동만을 해야 이동된 디스크로 인한 손상을 치유하는 데 도움이 되는 게 아니다. 그 방향이 무엇이든지 간에 통증의 중심화를 이룰 수 있다면 앞으로 굽히든 옆으로 굽히든(실제로 옆으로 굽혀서 통증이 중심화되는 경우도 아주 많다) 상관없이 진행해도 된다는 것이다.

척추의 신전화가 치유를 촉진한다는 믿음, 즉 맥켄지의 신전 운동만이 그 결과를 만들 수 있다는 믿음은 반대로 윌리엄 요추 굴곡 운동(William's lumbar flexion exercise)이라는 것을 배제하라고 가르치게 된

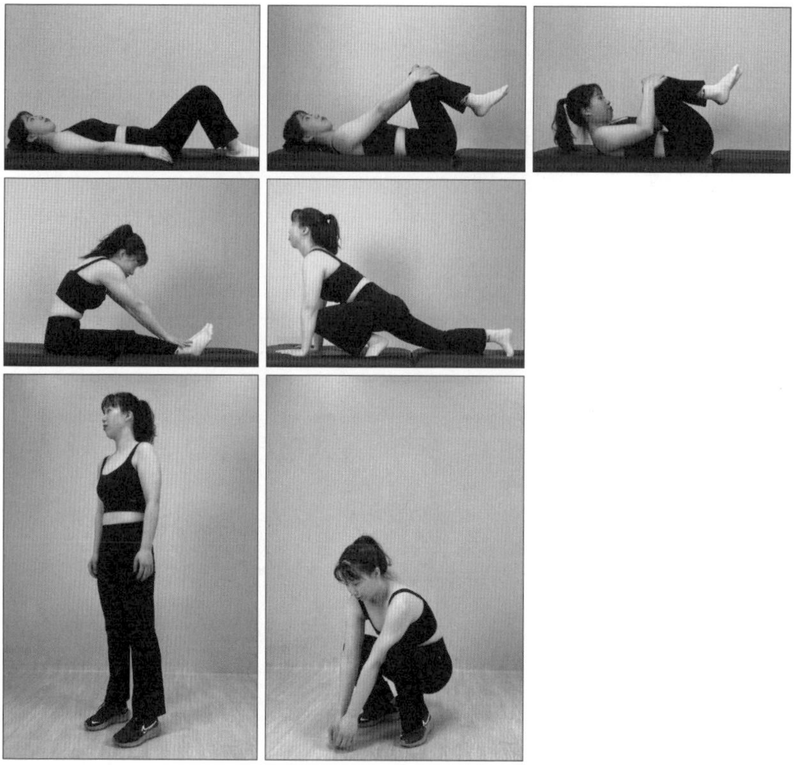

[사진 4] 윌리엄 요추 굴곡 운동

다. 윌리엄 요추 굴곡 운동은 [사진 4]처럼 주로 허리를 굽히는 운동에 집중된다.

보시다시피, 윌리엄 요추 굴곡 운동은 허리를 굽히는 운동, 즉 굴곡 운동에 집중된다. 허리를 뒤로 젖히는 운동인 신전 운동을 신봉하시는 분들은 너무나 싫어하는 운동들이고 환자분들에게 이 운동을 금기시하라고 가르친다. 그렇다면 [사진 5]를 보기 바란다.

윌리엄 요추 굴곡 운동처럼 앞으로 굽히는 운동, 즉 굴곡 운동과 비슷해 보이지 않는가? 저 운동들의 출처는 미국에서 재활 장비나 도

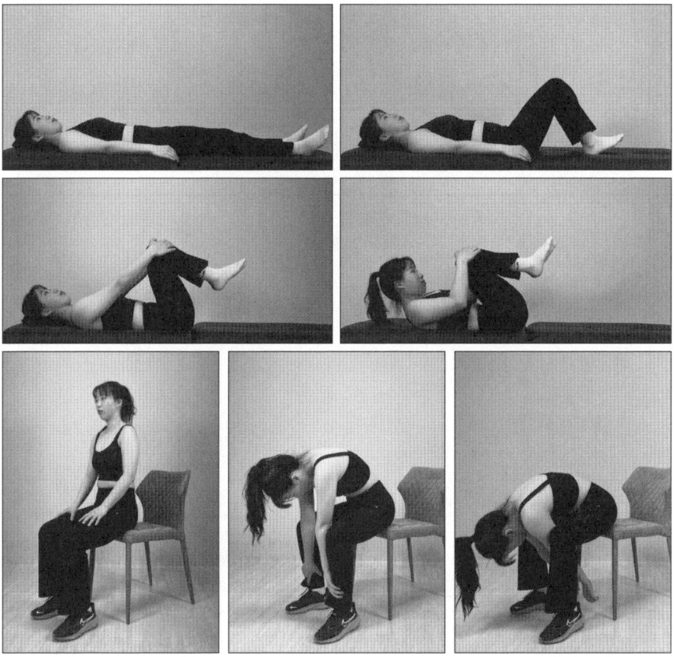
[사진 5] 맥켄지 책에 나온 굴곡 운동 예

구들을 파는 OPTP라는 회사에서 환자 교육용으로 파는 《혼자서 허리 치료하기(Treat your own back)》라는 단행본이다. 나 역시 이 단행본을 환자 교육용으로 많이 사용했었다. 그런데 저 책의 저자는 놀랍게도 로빈 맥켄지(Robin Mckenzie)이다.

좋은 치료 방법이라 불리려면 대부분의 허리 환자에게 거의 일정하게 효과를 낼 방법이어야 한다. 안타깝게도 멕켄지는 그런 방법이 아니며, 척추 전만을 유지해야 한다는 생각은 그런 방법에 아예 가깝지도 않은 것이다.

사실 맥켄지에 의존하고 요추의 전만을 유지해야 한다는 생각은 기존에 해오던 방식, 그것도 꽤 오래전에 선배 치료사들이 '하던 대로' 하던 방식을 고민 없이 답습하는 것에 가깝다.

요추 전만이라 함은 [그림 14]의 좌측 그림과 같이 허리 부분에서 척추가 배 쪽으로 휘어지는 만곡을 형성하는 것이다. 요추 전만을 쉽게 이해하려면 의자에 앉은 자세에서 배가 나오게 살짝 앞으로 밀어서 유지하면 요추의 전만이 형성된다.

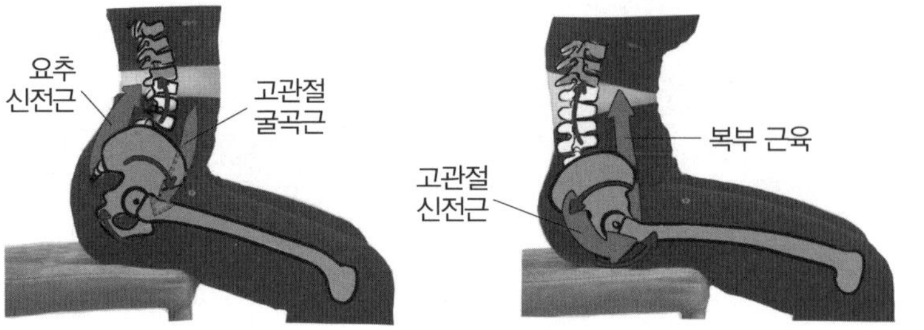

[그림 14] 골반의 전방 경사와 요추의 신전(좌), 골반의 후방 경사와 요추의 굴곡(우)

[그림 14]처럼 앉은 자세에서 배가 살짝 나오면 골반은 앞으로 돌게 되고 우리는 이걸 골반의 전방 경사(pelvic anterior tilt)가 생겼다고 부른다. 흔히들 이 상태를 역학적으로 우리 몸이 힘을 더 잘 분산해서 허리에 가해지는 압력을 줄일 수 있다고 한다.

반대로 배를 집어넣는 동작으로 배를 잡아당기게 되면 허리 부근의 척추는 반대로 등 쪽으로 휘어지게 된다. 실제로는 등 쪽으로 튀어나오기보다 허리 부근 척추가 일자로 서는 정도를 갖게 된다. 물론 배를 심하게 집어넣으면 허리의 척추가 뒤로 휘어지게 된다. 이런 경우를 골반의 후방 경사(pelvic posterior tilt)가 생겼다고 부른다.

허리를 뒤로 젖힌 신전 상태로 운동을 해줘야 한다는 생각은 바로 여기에서 출발했다. [그림 14]의 좌측 그림과 같은 골반과 허리 척추의 휘어짐을 앞쪽으로 유지해야 힘 분산에 효과적이며 그래야 디스크가 다치지 않고 이미 다쳤어도 쉽게 치유가 된다는 것이다(앞장에서 이건 틀렸다고 이미 설명했다).

자, 그러면 우리도 이걸 시도해 보자. 의자에 [그림 14]와 같이 앉아서 발바닥을 바닥에 닿게 한다. 그리고 허리를 [그림 14]의 좌측 그림과 같이 배를 앞으로 쭉 내밀어서 5분만 유지해 보기를 바란다.

어떤가? 허리가 오히려 상당히 뻐근해지며 뭉칠 것 같은 느낌이 들 것이다. 위와 같은 자세를 유지하려면 등 쪽에 양쪽으로 크게 붙어 있는 척추 기립근을 수축해야 한다. 즉, 기립근의 길이가 짧아지도록 해야 골반을 앞으로 가게 하고 전방 경사를 만들어주며 허리 척추가 앞으로 휘어짐을 만든다.

문제는 이 척추 기립근이 항중력근이라는 것이다. 100% 그런 것은 아니지만 우리가 자세를 유지하기 위해서는 항중력근의 에너지 소비가 필요하다.

우리가 앉거나 설 수 있는 것은 바로 이런 근육들이 우리 몸을 지구로 당기고 있는 중력에 대항하는 힘을 항상 유지해주고 있기 때문이다. 그래서 이 힘이 부족한 아기들이 서는 데까지 한참의 시간이 필요한 것이다.

자세를 유지해 줄 수 있는 근육들이 충분히 강해져야 우리는 몸을

서 있거나 앉아 있는 자세로 유지하는 것이다. 문제는 항중력근을 항상 긴장의 상태로 두면 에너지 소비가 과해지며 에너지 소비가 과해지면 근육이 지친다.

근육이 지치면 뇌는 뭔가 이상이 있다고 생각하고 보호하라고 지령을 내린다. 그러면 근육에 긴장이 발생한다. 근긴장은 우리가 흔히 '뻐근하고 근육이 뭉친다'라고 표현하는 것이다.

더 쉽게 예를 들자면, 눈을 감지 말고 10분을 유지해 보기 바란다. 대부분 가능하지 않다. 눈을 뜨게 하는 근육들이 중력을 그렇게 오래 이기기에는 피로도가 너무 빨리 쌓이기 때문이다. 자, 그러면 딜레마에 빠진다. 허리 척추의 휘어짐을 앞으로 유지하는 게 이상적이라고 하는데 그 자세를 유지하려고 하면 기립근은 지치게 된다.

답은 이렇다. 상황에 맞게 기립근이 짧게 수축하고, 반대로 길게 수축할 수 있는 형태를 만들어주면 해결된다. 즉, 근육이 상황에 맞게 수축의 형태를 스스로 변화하고 조절하도록 만들어줘야지, 일정한 자세를 유지하기 위해 제한된 근육만을 쓰는 것은 터무니없는 방법이다.

근육은 수축하면 힘을 발휘한다. [그림 15]의 좌측 그림과 같이 덤벨을 들고 팔꿈치를 구부리면 이두근이 짧아지는 것을 우리는 볼 수 있다. 반대로 팔꿈치를 굽힌 상태로 덤벨을 들고 팔꿈치를 서서히 펴려면 역시 이두근에 힘이 들어가는 것을 느끼게 될 것이다.

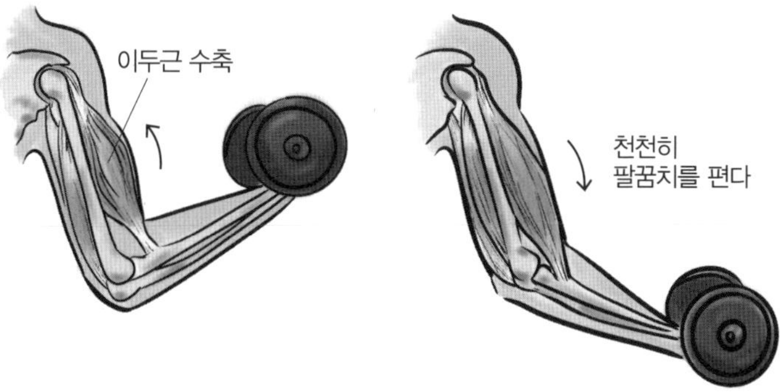

[그림 15] 구심성 수축(좌)과 원심성 수축(우)의 예

우리는 이것을 각각 구심성 수축과 원심성 수축이라 부른다. 이 두 수축을 상황에 맞게 근육이 스스로 적응하도록 만드는 방법이야말로 허리 척추 근육과 디스크들에 가해지는 힘을 가장 이상적으로 분산하는 방법이다. 이후 '5장 통증 치료 실전편'에서 이 운동 방법을 첨부해서 소개할 것이다.

그냥 간단히 이렇게 생각해보자. 통증은 극단적으로 주관적이다. 즉, 개별성이 아주 강하다. 어떤 이는 가벼운 터치로 느낄만한 감각을 어떤 이는 통증으로 인지하기도 한다. 통증이 이렇듯 주관적인데 어떻게 치료법이 하나로 해결될 수 있겠는가?

환자의 수만큼 다른 치료법이 존재해도 될까 말까 의심하고, 그 치료법들을 다양하게 섞어서 적용해도 효과를 일정하게 발휘하기에는 아직 어려움이 있는 것이 임상에서 느끼는 현실적인 고민이며 많은 연구에서 보여주고 있는 결과이다.

사람들의 유전형에 따라 약물의 효과는 다르게 나타난다고 알려져 있다. 그래서 미국에서는 약물의 유전학 정보가 적혀있는 약물의 수가 점차 늘어나고 있다. 성별, 인종별 등의 유전형에 따라 약이 다르게 반응하기 때문이다.

똑같은 고혈압을 가져도 어떤 이는 고혈압 치료제인 리시노프릴(Lisinopril)이 부작용 없이 효과를 발휘하지만, 어떤 환자들은 부작용을 바로 경험하게 되기도 한다. 물론 다른 약들도 사람에 따라 모두 다르게 작용할 수 있다.

이런 면에서 생각해 볼 때, 주관성이 가장 강한 통증을 관리하는 기술을 하나나 둘로 제한해서 효과를 볼 수 있다고 생각하는 것은 과학이 아니라 오만에 가까워 보인다. 허리통증 환자들을 대상으로 맥켄지 운동법을 사용한 그룹과 다른 일반적 치료법을 사용한 그룹에 관한 문헌을 검토하고 분석한 연구의 결과는 시사하는 바가 크다.

1,119명의 환자가 참여한 총 11개의 연구 논문을 분석하였는데, 맥켄지 운동을 실시한 그룹과 다른 일반적 치료를 한 그룹(마사지, 초음파 치료, 전기 치료나 스트레칭과 같은 운동법을 실시했다)들을 대상으로 통증, 기능 또는 장애에 대해 평가했다. 결과는 '유의한 차이가 없음'이었다. 당연히 저자들은 맥켄지 운동 방법이 허리통증 치료에 다른 치료법보다 더 효과적이지 않다고 결론지었다.

맥켄지는 많은 물리치료사들 중에서도 근육 골격계 통증 치료 물리치료 분야에 가장 큰 영향을 미친 치료사의 한 명으로 일컬어진다. 그가 1950년대에 만든 근육 골격계의 문제들을 진단하고 치료하는 방법들이 아직도 계승, 발전되고 있으니 말이다. 물론 그가 제안한 방법들이 바르게 전해져야 한다는 전제하에 계승되어야 한다.

내가 개인적으로 생각하는 맥켄지의 위대함은 그는 거의 처음으로 척추 사이에 있는 디스크가 움직인다는 의견을 낸 의료인이었다는 것이다.

자기 공명 영상 장비(MRI, Magnetic Resonance Imaging) 등의 영상 장비가 발달하지 않았던 그때는 척추 추간판 즉, 디스크가 움직일 수 있다는 것은 아무도 믿지 않았다. 디스크가 이동되어 증상이 있으면 무조건 수술만이 그 증상을 없앨 수 있다고 믿었다.

그는 환자를 보면서 공부하고 배운 것들을 통해, 디스크는 움직이며 디스크는 자연치유가 가능하다는 것을 주장했다. 그의 위대함은 바로 이 생각의 전환에 있다. 그리고 그의 말은 맞았다.

디스크는 움직이며, 실제로 80% 이상의 확률로 우리 인체의 자연치유로 인해 디스크의 손상이 회복된다. 뒤로 젖히는 신전 운동만이 만병통치라는 고정된 시각을 가지지 않았던 것이 본래 그의 생각이었는데, 몇몇 사람들이 잘못 이해하고 설명하고 있을 뿐이다.

척추 교정은 정말 효과가 있을까?

척추의 정렬(Alignment)을 맞추면 우리 몸의 모든 기능이 좋아지며 통증이 경감한다는 척추 교정(Spinal manipulation)의 효과에 대한 논쟁이 많다. 단지 몇몇 연구에서 척추 교정(카이로프랙틱 교정을 포함한)이 허리통증을 일시적으로 완화할 수 있다는 것을 발견했지만, 다른 대부분의 연구들은 척추 교정이 효과적이라는 증거를 거의 발견하지 못했다.

게다가, 카이로프랙틱에서는 척추의 정렬 오류가 건강 문제의 주요 원인이라고 보고 있다. 카이로프랙틱의 근본적인 이론적 원리가 전문가들에게 많은 비판을 받는 것이 사실이다.

물론 정골 요법적 척추 교정(Osteopathic spinal manipulation)과 카이로프랙틱 척추 교정의 기본 개념에는 좀 차이는 있으나 여기서는 주로 카이로프랙틱이나 추나요법 등 현재 많이 사용되고 있는 기술에 관해 말해보고자 한다.

2018년 문헌 고찰에서는 총 2,962명의 환자가 참여하는 15개의 무작위 대조 연구가 포함되었다. 이 연구에서 만성 허리통증 치료를 위한 약물치료, 물리치료 또는 운동과 같은 다른 치료법과 척추 교정을 비교했다. 결과 비교 척도는 통증과 기능이었다.

이 연구는 척추 교정이 다른 치료법에 비해 통증이나 기능에 있어 유의미한 개선을 제공하지 않는다는 것을 발견했다. 즉, 만성 허리통증 환자들에게 '척추 교정은 통증이나 기능에 임상적으로 의미 있는 차이를 가져오지 않았다'라고 결론지었다.

미국의학협회저널(JAMA)에 발표된 체계적 문헌 고찰의 메타분석 또한 허리통증에 대한 척추 교정 효과를 살펴보았다. 검토에는 총 1,809명의 환자가 참여하는 13개의 무작위 대조 연구가 포함되었는데 역시나 척추 교정이 통증 경감에 유의미한 결과를 가지고 오지 못했다고 발표했다.

또한 영국 의학 저널에 발표된 2,962명의 환자가 포함된 연구에서도 '현재의 증거는 만성 허리통증을 가진 환자들에게 권장되는 치료법으로서 척추 교정을 사용하는 것을 지지하지 않는다'고 결론지었다. 그렇다면 최근 널리 사용되고 있는, 척추 교정으로 치료하는 척추의 정렬 오류에 대한 아이디어의 문제는 어디에 있는 것일까?

첫 번째, 척추의 정렬이 가능하다는 전제에서 출발한다. 그리고 그 정렬을 맞추면 건강 문제의 대부분을 해결해 줄 수 있다는 생각의 출발이 잘못되었다. 왜냐하면 앞에서 말한 대로 '바른 자세'를 갖는 건 사실 사람에게 안정적인 형태의 자세가 아니고 정렬을 맞출 수도 없기 때문이다.

두 번째, 우리가 느끼는 통증은 아주 복잡한 관계의 배경으로 발생한다. 어떤 이는 마음의 아픔이 몸의 통증으로 찾아오기도 하고, 다른 어떤 이들은 몸의 만성적인 통증이 마음의 병인 우울증을 동반하기도 한다. 그러기에 간단한 척추의 정렬 문제로 통증이 해결될 것이라고 바라는 것 자체가 과학의 기초와 의학적 논리에 반하는 생각이다.

마지막으로, 뼈는 스스로 움직이지 못한다. 이 책을 읽은 어떤 누구라도 스스로 뼈를 움직일 수 있는 사람은 연락을 주기 바란다. 학계에 보고해야 하기 때문이다. 우리가 신체의 부분을 움직이려고 할 때는 운동 신경(motor nerve)이 그 조직에 연결되어 있어야 하나, 뼈에는 운동 신경이 연결되어 있지 않다.

뼈는 오직 근육의 수축에 의해서만 움직인다. 즉, 척추 교정 시에 가해지는 외력은 뼈를 움직일 수 있게 할 수는 있으나 정렬을 맞추는 것에는 관련이 없다. 움직이지 못하는 뼈를 가지고 어떻게 움직이는 근육을 조절해서 신체의 정렬을 맞출 수 있겠는가? 이건 아주 기본적인 논리적 논쟁에도 미치지 못하는 주제이다.

앞에서 언급한 대로 우리 몸은 왼쪽과 오른쪽의 정렬이 이루어질 수 없으며 앞뒤 정렬이 이루어지는 것도 쉽지 않다고 했다. 그러므로 골반이 틀어지는 것은 당연하다. 골반이 틀어진다는 것은 곧 다리 길이에서 차이가 나게 된다는 것이다.

골반에 고관절이 양쪽으로 붙어 다리를 만드는데, 이때 한쪽이 앞으로 돌거나 위로 올라가면 당연히 다리 길이에 변화가 생긴다. 2cm

이하의 양쪽 다리 길이 차이는 전혀 허리 통증에 영향을 미치지 못한다는 연구들이 있다. 바른 자세란 애초에 존재하지 않는다는 내 이론을 뒷받침한다.

척추 교정, 특히 카이로프랙틱의 이론에서는 이 다리 길이를 맞추는 교정에 심혈을 기울인다. 당연히 만성 허리통증에 효과를 보기에는 어렵다. 다리 길이의 차이는 이미 인간에게 자연스러운 진화의 산물인데 그걸 강제로 맞추겠다고 하니 당연히 결과는 그리 좋지 않다. 그리고 스스로 움직이지 못하는 골반의 뼈를 강제로 교정해서 맞춘다는 생각이 의학적으로 이해하기 힘든 점이기도 하다.

물론 카이로프랙틱 적용 시 '뚜두둑'하는 소리로 인한 플라세보 효과는 존재할 수도 있다. 척추 교정을 받는 많은 분들이 '뚜두둑'하는 연발음을 척추의 정렬이 맞춰지고 있는 신호라고 교육받는데 그것 역시 사실이 아니다.

뼈와 뼈가 만나는 곳을 우리는 관절(Joints)이라 부른다. 척추 두 개가 만나는 것도 역시 관절이다. 신체의 관절은 소량의 액체를 포함하는 관절낭(Capsule)으로 둘러싸여 있다. 척추 교정 시 관절에 압력이 가해지고 이때 관절이 분리되며 잠시 음압이 발생한다.

이 음압은 관절액 속에 용해된 가스(일반적으로 질소 또는 이산화탄소)가 용액에서 빠르게 나와 기포를 형성하도록 한다. 이러한 기포의 형성은 가스가 빠르게 팽창함에 따라 '뚝'하는 연발음을 발생시키는 것뿐이다. 그게 관절의 정렬을 맞추는 것은 전혀 아니다.

다시 강조하지만, 뼈는 스스로 움직이지 못한다. 정말 뼈의 정렬을 맞추고 싶다면 뼈의 움직임을 만드는 근육을 가지고 시도하는 방법만이 유일한 방법이지만 이마저도 쉽지 않은 것이 사실이다. 우리 몸에서 근육과 근막 등의 연부조직을 모두 걷어내고 뼈만 남기면 그냥 무너져 내린다.

하지만 뼈를 다 빼고 근육과 근막 등을 남겨 둔다는 가정을 해보면 우리 몸은 어떻게 될까? 무너지지 않고 서 있게 된다.

실제로 내 환자 중에 인공 관절 수술 후, 감염으로 인해 무릎 관절(Knee joint) 전체를 제거하고 온 경우가 있었다. 인공 관절 수술은 정강이뼈와 허벅지 뼈를 잘라내고 인공 관절을 아래, 위로 박아 고정해서 설치하면 된다.

그 인공 관절을 제거했을 경우는 '무릎'에 뼈가 없는 상태인 것이다. 그 환자는 작은 목발을 이용해 인공 관절이 제거된 그 다리에 체중을 디디며 당당히 걸어서 내 치료실에 들어왔었다!

코어가 약하면 허리가 아파진다?

만성 허리통증이 있는 경우 가장 많이 권유되는 운동 처방 중 하나가 코어 강화(Core Strengthening Exercise) 운동이다. 코어(Core)는 척추, 골반, 몸통을 안정시키고 지지하는 근육들의 그룹을 말한다.

코어 근육들은 다양한 활동을 하는 동안 적절한 자세를 유지하고, 움직임을 용이하게 하며, 신체에 전반적인 안정성을 제공하는 데 중요한 역할을 한다. 복부, 골반 주위의 근육뿐만 아니라 몸통의 앞, 옆, 뒤의 근육을 포함한다. 일반적으로 코어를 일컫는 주요 근육들은 다음과 같다.

복직근(Rectus abdominis) 흔히 '식스팩' 근육으로 알려진 근육으로 복부의 앞쪽을 따라 수직으로 달리며, 몸통을 구부리는 역할을 한다.

복횡근(Transverse abdominis) 가장 깊은 복부 근육으로 몸통을 수평으로 감싸며 자연스러운 코르셋처럼 작용해 척추와 골반에 안정감을 준다.

내복사근과 외복사근(Internal and external obliques) 이 근육들은 복부의 측면에 있으며, 몸통의 회전과 측면 굴곡을 돕는다.

척추 기립근(Erector spinae) 척추를 따라 수직으로 달리는 근육들로, 척추를 신장하고 안정시키는 데 도움을 준다. 등 쪽에 위치한다.

다열근(Multifidus) 척추를 따라 붙어 있는 일련의 작은 근육들로, 척추 사이사이에 위치하여 척추의 안정성을 제공하고 개별 척추 부분의 움직임을 조절하는 것을 돕는다.

요방형근(Quadratus lumborum) 허리 아래에 위치한 깊은 근육으로, 움직임 중 척추와 골반을 안정시키는 역할을 한다.

횡경막(Diaphragm) 호흡을 담당하는 주요 근육인 횡격막은 복강 내 압력을 발생시켜 코어 안정성에 기여한다.

요근(Psoas) 복강 깊은 곳에 있는 근육이다. 주로 고관절을 구부리는 기능을 하며, 척추의 안정성, 움직임을 포함한 다양한 기능에 중요하다.

골반 기저 근육(Pelvic floor muscles) 골반의 기저부에 있는 근육들로, 골반 장기를 지지하고 코어 안정에 기여한다.

이 외에도 엉덩이에 위치하는 둔근들은 넓은 의미의 코어 근육들로 분류한다. 이 근육들을 단련시키는 것을 코어 안정화 운동 또는 코어 강화 운동이라 하는데, 일반적으로 허리통증에 가장 많이 사용되는 방법의 하나다.

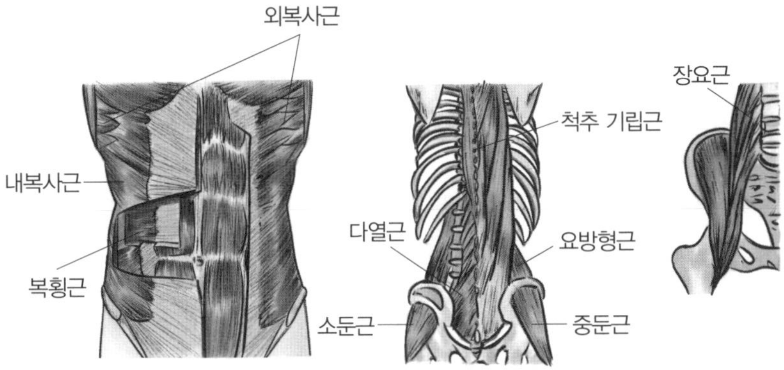

[그림 16] 코어 근육들

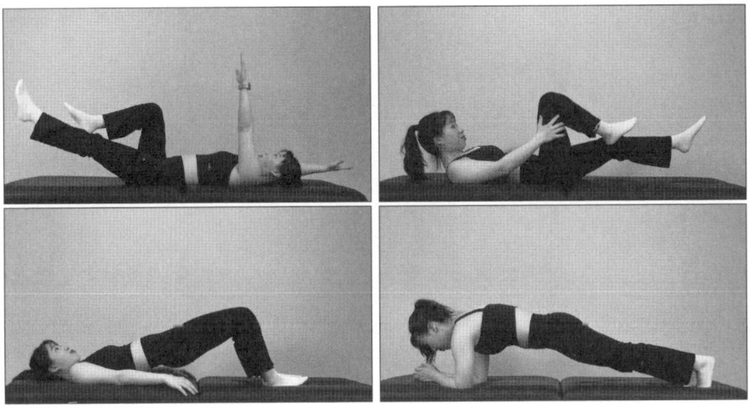
[사진 6] 코어 운동의 예

그러면 [사진 6]과 같은 이 코어 강화 운동이 효과가 있는지 살펴보자. 사라지오토(B.T. Saragiotto) 연구진이 발표한 메타분석에는 만성 허리통증을 가진 총 2,431명의 참가자가 참여한 29개의 무작위 대조 실험이 포함되었다.

이 연구 논문의 결과는 코어 강화 운동이 다른 일반적 운동들(요가,

필라테스, 일반 강화 운동이나 스트레칭 등)과 비교해서 유의미하게 차이가 나는 효과를 보이지 않았다고 발표했다. 즉, 효과가 없다는 것이 아니라 굳이 코어 운동을 더 강조하는 운동 프로그램을 위주로 허리통증 치료를 할 필요는 없다는 뜻이다.

그렇다면 왜 코어 운동이 다른 운동들과 큰 차이를 보이지 않을까? 답은 이후 '4장 통증 치료법'에서 설명될 것이다. 힌트를 주자면 코어 운동이 만성 허리통증에 효과가 없다기보다는 다른 운동들보다 더 효과가 나지는 않았다는 것이다.

인체공학과 통증

직장인들이 가장 통증을 많이 느끼는(실제로는 우리 신경계가 '인식'하는 것이나, 이해하기 쉽게 느낀다고 표현하겠다) 경우는 언제일까? 당연히 일할 때이다. 신기하게도 내 환자분들 중 많은 분들이 휴가를 가서는 크게 통증을 느끼지 않았다고 말한다.

그러다 보니 일할 때 의자나 데스크가 인체공학적으로 나에게 맞지 않아서 통증이 증가한다고 생각하기 쉽다. 그러면 실제도 같은 효과가 나오는지 살펴보자.

이상적인 앉은 자세는 [그림 17]과 같이 골반은 90°인 직각을 유지해야 하며, 목은 바르게 중력선에 위치해야 하고 팔꿈치의 각도도 직각에 가깝게 유지해야 한다고 수도 없이 들었을 것이다. 나도 10년 전까지는 그와 같이 설명했다.

그런데 이상한 것은 비싸게 투자해서 인체공학적 설계로 맞춰진 의자와 데스크로 교체한 많은 내 환자들 중에서 실제 통증이 좋아졌

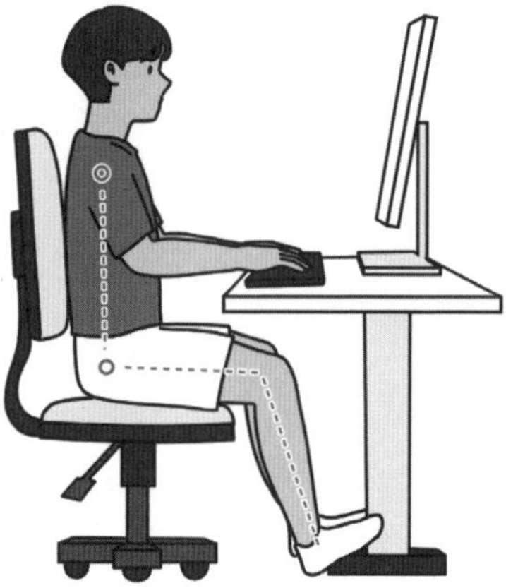

[그림 17] 인체공학적으로 이상적인 자세의 예

다고 하는 분들은 많지 않았다. 오히려 싫어하던 직장 상사가 떠나고 나니 덜 아프다는 말을 더 많이 들었다. 인체공학적 설계로 이루어진 의자나 데스크를 사용하면 통증 경감에 정말 도움이 될까?

직장인, 제조업 종사자, 의료 종사자를 포함한 다양한 직업 환경에서 수행된 50개의 관련 무작위 대조 연구 논문들을 분석했다. 50개의 연구 논문들은 의자, 데스크 등을 인체공학적으로 변화시키고, 연구에 참여한 분들에게 인체공학적 교육 및 훈련까지 제공했다.

첫 번째, [그림 17]과 같이 인체공학적으로 '알맞은(?)' 환경으로 바꾸었다. 두 번째, 참가자들에게 어떤 자세가 인체공학적으로 더 좋은지에 대한 교육을 실시했다. 이 정도면 참가자들이 일하는 동안 통증이 상당히 줄어든다고 예상하는 것은 당연하다. 그런데 결과는 놀랍게도 그렇지 않았다.

50개나 되는 인체공학 관련 연구 논문들을 분석해서 리뷰한 결과,

인체공학적 접근법은 근골격계 통증을 가진 사람들이 일할 때 아주 단기적으로 통증이 줄어든다고 보고했다. 그러나 장기적으로는 전혀 유의미한 변화를 만들지 못했다. 단기적으로 통증이 줄어든 긍정적 변화마저도 의학적 근거로는 아주 제한적이고 일관성이 없는 결과라고 보고했다.

50개의 논문을 분석한 이 리뷰 논문에서 인체공학적 적용의 효과는 개인적 상황에 따라 달라진다고 보고했다. 즉, 의자나 데스크의 문제가 아니라 개인의 통증에 대한 '인식' 상태에 따라 다르다는 것이다.

예를 들어, 직장인 만득이에게 효과가 있었던 인체공학적 변화는 다른 직장인 만식이에게는 효과가 나타나지 않은 것이다. 우리는 이것을 의학적으로 일관성이 없고 신뢰도가 떨어진다고 칭한다.

이 연구에서는 통증의 관리에 신체적인 요인뿐만 아니라 심리적, 사회적 요인을 반드시 포함해야 한다고 결론을 내렸다. 보기 싫은 직장 상사가 직장을 떠나고 통증이 줄어들었다는 내 환자들의 말과 일치한다.

심리적, 사회적 요인이 없는데도(보기 싫은 직장 상사가 없고 행복한 직장 생활을 유지하는 분들) 일할 때 통증이 발생한다고 하면(신체적 문제를 가진), 내가 사용하는 방법은 이후 '5장 통증 치료 실전편'에서 소개될 것이다.

한번 다치면 다시 아파진다?

내가 환자를 보면서 가장 많이 들은 말들 중 하나가 "제가 2년 전에 허리를 심하게 다쳐서 그때 디스크가 나왔다는 진단을 받고 치료를 한참 받았는데요, 치료가 끝난 이후로도 계속 아파요"와 같은 말이다.

자, 그러면 허리 디스크가 이동되어 손상이 왔을 경우 어떻게 진행되는지 한번 살펴보자. 디스크 이동에 의한 손상이 올 경우 디스크가 주변 섬유륜을 누르거나 찢는 등의 손상을 일으킨다. 그때의 과정은 이렇게 된다.

1단계 : 급성 염증(Acute inflammation) 단계

디스크 손상 초기, 즉 손상 후 1~2주 정도에는 신체의 염증 반응이 촉발되어 통증과 뻣뻣함, 근육 경련 등을 일으킨다. 이때 대식세포(Macrophages)가 염증에 반응하며 이동된 디스크를 청소하기 시작한

다. 또한 성장 인자(Growth factors)를 방출해 새로운 혈관의 성장과 조직 회복을 돕기 시작한다.

염증은 치유 과정의 일부이지만, 붓기와 신경에 가해지는 압력 증가로 이어져 더 큰 통증과 불편함을 야기한다. 보통 1단계에서는 열 또는 염증 증상을 완화하기 위한 항염증성 약물 치료와 냉각 치료를 받는다.

2단계 : 복구 및 흉터 조직 형성(Repair and scar tissue formation) 단계

손상 후 2~4주 사이에 염증이 가라앉기 시작하면서, 신체의 자연적인 치유 메커니즘이 시작된다. 손상된 디스크 물질은 신체에 의해 재흡수되기 시작하며, 손상된 디스크 주변으로 형성된 흉터 조직은 디스크를 지지하고 척추를 안정시키는 데 도움을 주게 된다.

3단계 : 재생 및 리모델링(Regeneration and Remodeling) 단계

손상 후 1~3개월에 걸쳐, 신체는 손상된 조직을 계속해서 복구하고 재건한다. 섬유아세포와 연골세포(Fibroblasts and chondrocytes)는 새로운 콜라겐과 연골 유사 물질을 생산하기 시작하여 디스크의 강도와 유연성을 회복하는 것을 돕는다.

4단계 : 기능 복구(Functional recovery) 단계

손상 3~6개월 후 4단계에 이르면 대부분의 치유 과정이 완료되고, 대부분의 환자들은 상당한 증상 개선을 경험하게 된다.

즉, 인체의 연부조직이 손상을 입었을 때는 길게 잡아 6개월이면 대부분의 회복이 완료된다. 그런데 우리는 2년이 지나서도 아프다고 한다. 연부조직 손상 시 6개월이면 충분히 회복한다는 사실을 이해하면, 1년 전 다쳤던 발목의 염증으로 지금도 아프다고 하는 것, 2년 전 교통사고로 목이 아직 아프다는 환자들의 주장은 우리를 혼란스럽게 한다.

인대나 근육 같은 연부 조직의 손상은 아무리 길게 잡아도 최대 6개월 이상 염증 반응을 끌어낼 수 없기 때문이다. 즉, 염증이 다 나았는데 우리는 나은 부위가 아직 아프다고 느끼는 것이다. 그리고 병원에서는 다시 항염증 약을 처방한다.

더 이상한 것은 하나 더 있다. 발목을 삐었다고 하자. 그러면 위에서 설명한 디스크 손상의 과정과 거의 흡사하게 인대 회복 과정을 거친다. 발목 염좌의 대부분은 발목을 삐끗한 후 즉, 인대 손상 후 대부분 2~3주면 걷는 데 문제가 없었던 기억들이 있을 것이다.

그런데 위 회복 단계처럼 인대 조직 재생과 회복은 1~3개월은 최소한 걸린다. 이것 또한 너무 이상하지 않은가? 즉, 다 낫지 않았는데 우리는 걷는데 아무 문제 없이 다닌다.

더 극단적 예를 들어보면 이렇다. 아이들이 팔이 부러졌을 때 통증으로 울고불고 난리가 난다. 하지만 석고 캐스트를 하자마자 아이들은 울음을 그친다. 팔은 여전히 부러져 있는데 말이다. 심지어 부러진 팔 위에 있는 석고 캐스트에 낙서도 하고 그걸로 친구 머리를 '통' 치면서 장난까지 친다. 아직 뼈는 부러져 있는데 말이다.

이렇듯, 이미 다 나았는데 여전히 아프다고 하기도 하고, 다 낫지 않았는데 통증을 느끼지 않고 기능적 이상 없이 생활하는 것을 주위에서 쉽게 볼 수 있다. 사실 통증이란 우리가 생각하듯이 '손상 = 통증'이라는 단순한 공식으로 이루어지는 것이 아니다.

통증은 생물학적, 심리학적, 사회적 문제 등이 모두 영향을 미쳐 뇌에서 통증인지 아닌지를 지각(Perception)하는 방식에 따라 결정되는 것이다. 즉, 한번 다치면 쭉 그 부분이 아파야 하는 것이 아니다. 뒤에서 이 문제는 또다시 언급될 테니 이 정도로 일단 궁금해하시기를 바란다.

난 관절염이 있어서 아픈 거라고 하는데요?

난 개인적으로 이 장에서 설명하는 내용이 사람들이 가장 잘못 알고 있는 부분이라고 생각한다. 우리가 아파서 병원에 찾아가면, 엑스레이와 자기 공명 단층 촬영 장치(MRI) 영상을 찍어서 보여주며, 당신의 허리는 '퇴행성 관절염이 심하고 디스크가 탈출되어 있거나 찢어져 있어서' 아프다고 설명을 듣는다. '관절염=통증'이라는 공식이 맞아야 하면, '디스크 이동 = 통증'이 성립되어야 한다.

첫 번째 '퇴행성 관절염 = 통증'의 공식을 살펴보자. 미국 질병 관리청에 퇴행성 관절염으로 진단된 보고에 따르면 다음과 같다. 18~44세 사이의 사람들 중 7.1%, 45~64세 사이의 사람들 중 29.3%, 65세 이상의 사람들 중 49.6%가 퇴행성 관절염을 가지고 있다.

그런데 만성 허리통증의 통계를 보면 재미있는 숫자를 볼 수 있다. 만성 허리통증을 가진 사람들의 비율은 21~29세에서 21.7%, 30~39세에서 20.4%, 40~49세에서 22.6%, 50~59세에서 20.9%, 60~69세에서 14.5%를 차지한다고 연구되었다.

너무 이상하지 않은가? 65세 이상에서 퇴행성 관절염을 앓는 사람들의 비율은 인구의 반이 되는 49.6%인데 오히려 60세 이상의 만성 허리통증의 발생 비율은 겨우 14.5%밖에 되지 않았다. 그리고 44세까지의 퇴행성 관절염 발생은 겨우 7.1%인데 만성 허리통증의 경우 20대, 30대, 40대, 50대 사이에서 모두 20% 초반으로 균등하게 분포되어 있다.

[그림 18]을 보자. 허리통증은 40~50대에 가장 많이 경험하고 오히려 50대와 60대를 지나면서 급격히 줄어드는 것을 볼 수 있다. 우리가 흔히 생각하는 '노화 = 퇴행성 관절염 = 통증'이라는 공식은 맞지 않는다. 학생들의 50% 이상이 허리통증이 있다는 보고 역시 '노화 = 통증'이라는 공식과는 다르다.

우리는 단지 그렇게 주입되어 믿어왔던 것뿐이다. 40~50대가 가장 사회적, 환경적 스트레스가 많다는 사실이 어쩌면 [그림 18] 그래프

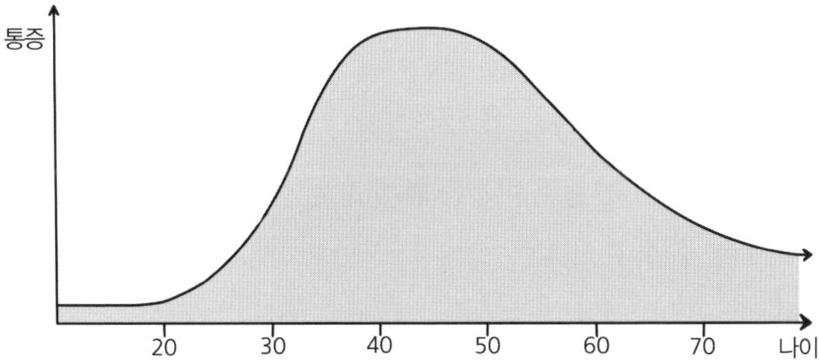

[그림 18] 나이에 따른 허리통증 발병률

의 결과를 설명해줄지도 모른다.

또한 증상이 없고 주로 어깨를 사용하는 운동선수(예 : 야구 및 테니스 선수)에서 SLAP(Superior Labrum Anterior and Posterior, 어깨 관절순이 찢어지는 손상. 주로 수술을 하는 경우가 많다) 손상을 포함한 어깨 이상의 유병률을 평가했다.

연구원들은 16명의 무증상 선수들의 32개 어깨에 MRI 스캔을 실시했다. 결과는 놀랍다. 운동선수의 50%가 MRI 상에서 관절순 손상이나 회전근 손상이 있는 것을 발견했다. 하지만 이 선수들은 전혀 통증을 호소하지 않고 있었다.

자, 그러면 이번에는 '디스크 이동 = 통증'이라는 공식을 보자. 14~82세(평균 46.3세)의 건강하고 전혀 목의 '통증이 없는' 사람 102명을 상대로 척추 MRI 검사를 한 결과이다. 디스크 이동을 쉽게 설명하기 위해 [그림 19]처럼 1~4단계로 나누었다고 가정하겠다.

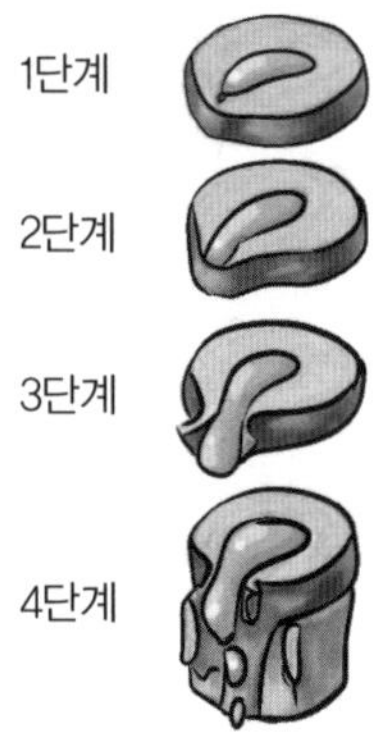

[그림 19] 디스크의 손상 단계

디스크 탈출의 1단계를 가지고 있는 비율은 68.6%였다. 1단계는 디스크가 한 방향으로 살짝 팽창한 걸로 생각하면 된다. 2단계로 진행된 이동을 가지고 있는 비율은 29.4%이다. 이 2단계부터 우리가 흔히들 '디스크 나왔다'라고 이야기하는 단계로 보면 된다.

3단계로 진행된 이동을 가지고 있는 비율은 22.9%였다. 이 단계는 디스크가 이동되어 신경을 상당히 누르고 있는 단계로 보면 되고 이 정도 되면 병원에서는 수술을 권하는 단계이다. 4단계는 디스크가 터져서 흘러내리는 단계로 갔다고 생각하면 된다. 이 단계를 보인 경우는 0%였다.

디스크 문제가 있어서 통증과 증상이 있는 경우, 겨우 1단계인, 디스크 팽창의 단계에서 이미 그 통증이 상당한 경우가 많으며, 2~3단계로 진행되어 통증이 있는 경우는 일반적으로 통증은 물론 움직임의 제한이 상당하다.

그런데 놀랍게도 목의 통증이 전혀 없는 사람의 거의 70%에서 디스크가 팽창되어 있었다. 그리고 디스크의 이동이 진행되고 신경 압박이 일어나는 경우가 10명 중 3명에 가까웠다는 것이다.

이상하지 않은가? 틀림없이 구조적으로 디스크에 문제가 발생했는데 어떤 이는 통증을 느껴 병원에 가야 할 정도이며, 또 다른 이는 통증조차 느끼지 못했다는 것은 참으로 놀라운 결과이다. 이 연구 논문을 바탕으로 다른 주장을 하는 사람들이 있다.

봐라! 통증이 없지만 이미 디스크가 다쳐 있지 않나? 그러니 지금 주사를 맞거나 수술을 해야 한다는 엉터리 주장을 펼치는 의료인들도 다수이다. 물론 그들은 무시무시한 단어들을 선택한다. '디스크가 돌출되어 섬유륜이 찢어져 있으므로 방치할 경우 다리에 힘이 빠지고 심한 통증으로 걷지도 못할 수 있으니 지금 당장 처리해야 한다'라고 말이다.

사실 디스크의 이동이 심할수록 더 빨리 자가 치유된다. 수분 함량

이 높기 때문이다. 스펀지에 물을 잔뜩 넣어 가만두면 부피가 커진다. 하지만 다음날 바싹 말라 물이 빠지면서 부피가 줄어든 것을 볼 수 있다.

같은 방식으로 디스크의 이동이 클수록 더 빨리 회복한다. 병원에서는 MRI 영상을 보여주며 '당장 수술해야 한다'라고 겁을 줄 수 있지만 실제로는 디스크가 더 많이 나와 있을수록 더 빨리 자가 치유된다.

위 연구에 나온 참여자처럼 디스크가 팽창되고 있거나 이동이 진행되고 있는데 증상이 없는 사람이 허리 근육이 조금 뭉쳐서 병원에 가서 MRI 촬영을 했다고 가정해보자. 대부분 원인을 디스크의 문제로 몰아갈 것이다.

그래서 MRI 촬영이 항상 옳은 것이 아니며, 의료인들은 이학적 검사를 먼저 시작해야 하고 물리치료나 운동 요법 등의 일반적 치료로 치료 계획을 시작해야 하는 것이다. 그렇지 않으면 아무 증상도 없는 디스크를 잘라내기 위해 수술을 하거나 주사를 맞는 낭패를 맞게 되는 것이다. 당신 허리를 치료하는 것이 아니라 'MRI 영상'을 치료하고 올 수도 있다는 것을 명심해라.

2장

지금
알아야 할 것들

통증이란 무엇인가?

우리는 통증을 단순히 '아프다'라고 말하는데, 조금 더 자세히 통증이 뭔지 알아보자. 국제통증연구협회(IASP, International Association for the Study of Pain)는 통증을 다음과 같이 정의한다. "실제 또는 잠재적 조직 손상과 관련되거나 유사한 불쾌한 감각 및 감정이나 경험."

이 정의는 통증의 주관적인 특징을 강조하고, 통증은 '감각적인 요소'와 '감정적인 요소' 모두를 포함하는 복잡한 경험이라고 말하는 것이다. 또한 통증이 일반적으로 손상과 관련된 감각이나 손상과 유사한 실제 조직 손상이 없는 경우에도 발생할 수 있다는 것을 설명한다.

즉, 실제 또는 잠재적인 조직 손상과 직접적으로 연결되지 않은 경우에도 통증이 발생할 수 있다는 것을 더 잘 인식하기 위해 '관련되거나 그것과 유사한'이라는 문구를 사용했다. 통증을 좀 더 다차원적인 현상으로 이해해야 한다는 것이다. 또한 국제통증연구협회는 정의를 더욱 명확히 하기 위해 다음과 같은 6개의 주석을 발표하였다.

1. 통증은 생물학적, 심리적, 사회적 요인에 의해 다양한 정도로 영향을 받는 개인적인 경험이다(병원에서 주사를 맞는 것을 너무 두려워한다면, 두려움이 증가한 상태에서 맞는 주사를 더 아프게 느낄 수 있다).
2. 통증과 '아픈 감각'은 다른 현상이다. 즉, 통증은 감각 신경세포의 활동에 의한 결과만은 아니다(종이에 손가락을 살짝 베었을 때 실제 손상이 생겼음에도 불구하고 통증을 느끼지 않기도 한다).
3. 자기 삶의 경험을 통해, 각 개인은 통증의 개념을 배운다(뜨거운 주전자를 만지면 아프다는 것은 경험으로 배우는 것이다).
4. 개인이 그의 경험을 통증으로 인지하는 것은 존중되어야 한다(친구가 두통이 있다고 자주 말한다고 해서 엄살을 부리는 것이 아니다. 통증은 아주 주관적인 것이다).
5. 통증은 기능적, 사회적, 심리적 행복에 부정적인 영향을 미칠 수 있다(허리를 삐어서 아프면, 실제 일상생활 기능에 영향을 미치며, 중요한 미팅에 불참하여 회사 생활에 부정적 영향을 미치면 그로 인한 우울한 감정을 가질 수 있다).
6. 언어적 표현은 통증을 표현하는 여러 행동 중 하나일 뿐이며, 의사소통이 불가능하다고 해서 사람이나 인간이 아닌 동물이 통증을 경험하지 못하는 것은 아니다(아기는 아플 때 울면서 표현한다. 강아지가 다리가 부러졌다면 다리를 저는 걸로 표현한다).

예측 장비 그리고 갇힌 뇌

최근 과식을 해서인지 몸무게가 불었다. 그래서 오랜만에 동네에서 조깅하기 시작했다. 10분쯤 지나기 시작하자 목이 말라왔다. 아뿔싸! 물통을 가지고 나오지 않은 것이다. 그러나 이왕 오랜만에 시작한 조깅이니 조깅을 20분 더하고 집에 들어가서 물을 마시기로 결심하고 계속 뛰었다.

뛰는 동안 '아, 목마르다'라는 생각밖에 나지 않았고 집에 가서 시원한 물 한 잔을 마실 그 순간을 기대하며 문을 급하게 박차고 들어와 냉장고 문을 열었다. 시원한 물이 담긴 물병에서 물을 콸콸 컵으로 부어 벌컥벌컥 들이켰다. '아, 이제 살겠다'라고 생각했다.

그런데 생각해보면 한 가지 신기한 것이 있다. 일반적으로 물 같은 단순한 액체는 소화와 흡수에 약 30분이 걸린다. 그리고 뼈 국물과 같은 복잡한 액체는 1시간 이상이 소요될 수 있다.

그런데 물을 마시는 그 순간 이미 갈증이 사라졌다. 몸속 조직에 수분이 공급되려면 멀었는데 말이다. 내가 아는 지인 중에 공황장애와 불안장애가 있는 친구가 있다. 그 친구는 예전에 사람이 붐볐던 큰 창고형 슈퍼마켓에서 공황장애가 와서 고생한 적이 있다.

결국 그날 응급실 신세를 졌다고 한다. 그 친구가 얼마 전 아내와 함께 다른 슈퍼마켓에 가기로 하고 집을 나섰다. 주차하려고 주차장에 들어가자, 차들이 이미 밀리고 있었다. 차들이 길게 늘어서 있는 걸 보는 순간, 친구는 이전에 느꼈던 증상이 다시 오는 듯하여 결국 집으로 돌아왔다.

이 이야기도 어딘가 낯선 부분이 있다. 내 친구는 실제로 사람들을 보지 않았고 이전에 공황장애를 경험했던 것처럼 사람들에 둘러싸여 있지도 않았는데 증상이 생기기 시작한 것이다. 숨쉬기 힘들어지고 심장 박동이 올라가고 땀이 나는 경험을 실제로 하면서 말이다.

앞서 말한 두 가지 예시의 이유는 이렇다. 우리 인간의 뇌는 예측을 하기 때문이다. 예측은 경험을 바탕으로 이루어진다. 우리의 뇌는 경험한 모든 것들을 스냅 사진의 형태로 저장할 수는 없다. 그러려면 우리의 뇌는 최소한(개인 경험에 따라 다르겠지만) 자동차만큼 커야 할지도 모른다.

우리의 뇌는 신체의 에너지를 최대한으로 활용하되 최소한으로 쓰기 위해 진화했다. 그러기에 우리 뇌는 스냅 사진으로 우리의 경험을 저장하지 않고 각각 경험을 모형으로 만들어 저장한다.

이런 모형을 만들려면 모형에 필요한 정보가 있다. 우리는 그것을 감각이라 부른다. 인간이 느낄 수 있는 감각은 우리 몸이 가지고 있는 감각 수용체의 종류에 따라 정해진다. 인간이 갖는 감각 수용체는 크게 시각, 청각, 후각, 미각, 몸의 균형에 연결되는 균형 감각 수용체가 있다.

조금 더 세부적으로 들어가면 우리의 피부는 더 많은 감각 수용체를 갖는다. 감각 수용체가 피부에 더 다양하게 존재하는 이유는 피부가 우리 몸을 감싸기 때문이다. 피부는 외부적 자극이나 변화가 우리 몸에 들어올 때 그 자극들이 우리 몸에 '유해할지 유해하지 않을지'를 판단할 도움을 주기 위해 존재한다. 피부에 존재하는 수용체들은 다음과 같다.

피부에는 기계적 자극 수용기, 온도 수용기, 유해성 자극 수용기, 화학적 감각 수용기가 존재한다. 물론 이 수용기들에 대해 자세히 들어가자면 더욱 많다. 하지만 우리는 이 정도만 알아도 충분하리라 본다.

다시 뇌 이야기로 돌아가자. 뇌는 두개골이라는 섬에 갇혀 산다. 갇혀 살기에 스스로 세상에 일어나는 일들을 직접 느끼지 못한다. 그러기에 뇌는 섬으로 들어오는 배들을 통해 그 배에 어떤 사람들이 오르고 내리고 어떤 물건들이 오르고 내리는지를 알게 된다. 즉, 감각 수용체와 신경로를 통해서만이 세상이 돌아가는 것들을 경험한다.

그리고 그것들을 기억하고 모형화해서 저장했다가 다시 그것들을 통해 예측한다. 즉, 기억한다는 것은 뇌가 우리의 기억과 경험을 모형화하는 것이다. 이렇듯 가지고 있는 모형을 통해, 뇌는 예측을 하다가 처음 보는 배나 외국인들이 섬으로 들어올 경우, 원래 가지고 있던 배나 사람들에 대한 모형에 비추어보고 수정해서 다시 인지하고 기억할 뿐이다.

'아, 저것들은 요즘 신형 배인가 보다, 저 사람들은 우리나라 사람들과는 다르게 생겼네'하고 말이다. 그래야지만 최소한의 에너지로 효율적인 작동을 만들 수 있기 때문이다.

물을 마신 직후 바로 갈증이 사라진 사례와 내 친구가 마트에 들어가는 차들이 길게 늘어서 있는 모습을 본 것만으로도 공황장애의 증상이 다시 발생한 사례의 중심에는 뇌의 이런 예측 능력이 있다. 실제 경험하지도 않았는데 이미 뇌는 이전 경험을 바탕으로, 가지고 있는 모형으로 우리의 몸을 반응시켰다.

도대체 이것들이 만성 허리통증 관리와 무슨 관련이 있다는 말인가 의아해할 것이다. 이제부터 그 얘기들을 시작해보자. 기억해두기를 바란다. 뇌는 우리의 경험을 바탕으로 예측하는 조직이다.

한 걸음 더

뇌는 무엇인가?

약 1.3kg밖에 안 되는 뇌는 우리 몸무게의 2% 정도밖에 차지하지 않는다. 하지만 우리 신체가 사용하는 에너지의 거의 20%를 뇌 혼자서 사용해 버린다. 약 860억 개의 신경세포 뉴런이 뇌에 있고, 이것들 사이를 연결하는 연결 통로인 시냅스는 100조 개 이상으로 알려져 있다.

이 뉴런들은 뇌에 광범위하게 퍼져 있으며 신경 고속도로처럼 형성된 시냅스를 통해 메시지를 주고받는다. 시냅스를 통해 100여 종의 신경 전달 물질들이 전달되고, 한 뇌세포는 많게는 15,000개의 다른 뇌세포와 동시에 서로 정보를 주고받는다고 알려져 있다.

이렇게 뇌를 질주하는 전기 신호들은 생각, 기억, 감정을 만들게 된다. 거의 75%가 물로 구성되어 있으므로, 최적의 뇌 기능을 유지하기 위해 수분을 유지하는 것이 상당히 중요하다.

뇌는 기업의 부서처럼 각각 고유한 책임이 있는 다양한 영역으로 나뉘어 있는데, 전두엽(Frontal lobe)은 의사 결정, 문제 해결, 자기 통제를 감독한다.

두정엽(Parietal lobe)은 감각 정보를 처리하는 반면, 측두엽(Temporal lobe)은 기억과 언어를 담당한다. 또한 후두엽(Occipital lobe)은 시각을 다루고 우리 주변의 세계를 해석한다.

또한 소뇌(Cerebellum)는 우리가 균형을 유지하고 움직임을 조정하도록 돕지만, 뇌간(Brain stem)은 호흡, 심장 박동과 같은 중요한 기능을 통제하는 역할을 한다.

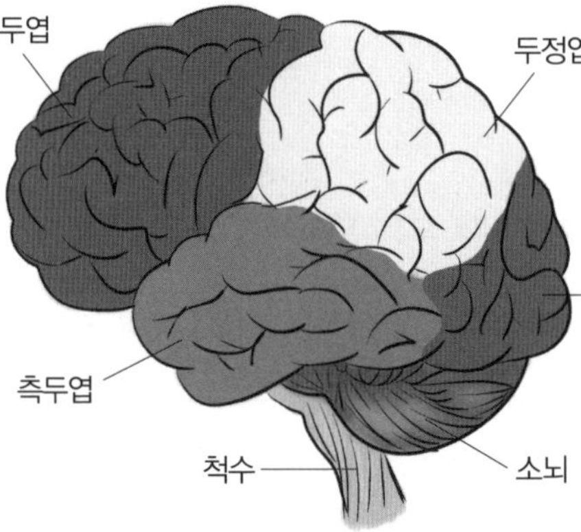

[그림 20] 뇌의 영역들

잠자는 동안에도 우리의 뇌는 기억을 통합하고, 필수적인 유지 작업을 수행하면서 열심히 일하고 있다. 뇌의 주위 변화에 대한 적응력은 신경 가소성이라고 알려진 개념으로, 마치 건축가처럼 학습, 경험, 심지어 부상에 대한 반응을 스스로 재배치하고 재건할 수 있다.

뇌는 주로 수면 중에 작동하는 자체적인 관리 시스템인 림프계를 가지고 있다. 이 시스템은 뇌의 노폐물 처리 서비스 역할을 하며, 독소와 이물질을 제거한다. 이렇게 중요한 뇌를 건강하게 유지하는 주요 영양소는 다음과 같다.

포도당 포도당은 뇌의 주요 에너지원으로, 과일, 채소, 통곡물에 있는 탄수화물로부터 얻을 수 있다.

지방산 오메가-3 지방산 역시 건강한 뇌 기능을 위해 중요한데 견과류, 씨앗 등의 식물성 기름뿐만 아니라 연어, 고등어, 정어리와 같은 지방이 많은 생선에서도 얻을 수 있다.

아미노산 아미노산은 단백질의 구성 요소이며 신경전달물질 합성에 필수적이다. 아미노산이 풍부한 음식은 육류, 생선, 달걀, 유제품, 콩 등이다.

비타민 다양한 비타민들이 뇌 기능에 필수적인 역할을 하는데, B_6, B_9, B_{12}와 같은 비타민 B군은 신경전달물질의 생산과 건강한 신경계의 유지에 중요하다. 또한 비타민 C, 비타민 E와 같은 항산화 비타민은 산화 스트레스로부터 뇌를 보호하는 데 도움을 준다. 주로 알록달록한 과일과 채소, 통곡물, 그리고 기름기 없는 단백질 등이 이러한 비타민의 좋은 공급원이다.

미네랄 마그네슘, 아연, 철과 같은 미네랄은 뇌의 다양한 생화학적 과정에 필요하다. 잎이 많은 녹색 식물, 견과류, 씨앗, 통곡물, 지방이 적은 단백질을 포함한 다양한 음식에서 발견된다. 결론은 골고루 잘 먹어야 한다는 것이다!

통증은 감각이 만드는 것일까?

독자분들 중 이런 생각을 해본 적이 있는지 모르겠다. '통증은 내가 느끼는 감각일까?' 하는 것 말이다. 못에 찔리면 그 찔린 자체의 감각이 곧 통증일까? 불에 닿아 뜨거우면 그 뜨거움 자체가 통증일까? 밴틱(D. Bantick) 팀의 연구를 보면 아주 흥미롭다. 평균 연령이 26.8세인 16명의 건강한 오른손잡이 자원봉사자(남자 8명, 여자 8명)를 대상으로 연구를 실시했다.

연구원들은 참가자들의 왼손등에 차가운 얼음 막대를 대어 통증을 유발했다. 얼음 막대의 온도는 유도 단계 중에 1°C(33.8°F)로 낮춰서 적용했다. 온도 감각과 유해 자극 수용기는 같은 신경로를 사용한다. 그래서 우리는 차갑거나 뜨거운 감각을 통증으로 '지각'하는 경우가 많다(의심된다면 지금 얼음을 담은 그릇에 손을 넣고 1분만 견뎌 보기 바란다).

테스트하는 동안 참가자들의 주의를 산만하게 하는 환경을 만들었을 때와 차가운 통증 감각에만 집중하도록 했을 때 참가자들이 느끼는 통증 정도를 비교해 보았다.

'주의 산만 상태' 환경에서는 참가자들에게 단어를 주고 읽게 했는데, 단어가 쓰였을 때 사용된 색깔을 읽으라고 했다.

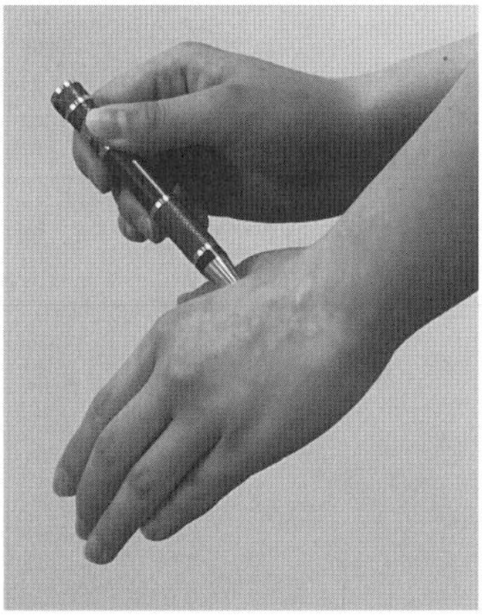

[사진 7] 얼음 막대를 이용한 통증 테스트

하지만 단어 자체는 다른 색으로 쓰여 있었다(예 : 빨간색 잉크로 쓰인 '노란색'). 이 과제는 생각보다 인지적으로 상당히 까다로워 참가자들을 통증 감각으로부터 효과적으로 산만하게 만드는 역할을 하게 한다. 즉, 잉크 색깔과 보이는 단어의 색깔 이름을 구분하여야 하므로 이 과제 자체에 인지적 집중을 요구하게 되는 것이다.

다른 그룹은 전혀 산만하지 않은 상태에서, 참가자들에게 얼음 막대가 주는 통증 감각에만 집중하도록 요청했다. 참가자들은 자신의 통증을 0(통증 없음)에서 100(최악의 통증) 범위의 수치 등급 척도(NRS, Numerical Rating Scale)로 평가했다. 결과는 산만한 그룹(평균 NRS 점수 : 34.1)이 산만하지 않은 그룹(평균 NRS 점수 : 47.2)에 비해 유의미하게 낮은 통증을 보고했다.

이 연구의 결과를 보면 통증이 감각 자체는 아니라는 것을 보여준다. 통증은 우리가 어떻게 인식하느냐에 따라 다르게 느끼게 된다. 통증에 집중할수록 우리의 신경계는 더욱 민감화되어 통증 인식을 쉽게 해버리는 것이다.

위험해요!!! 위험해요!!

나에게는 친구가 있다. 이름은 만득이다. 만득이는 얼마 전 알게 된 예쁜 여자분과 해변을 걷고 있었다. 누군가 맨발로 걷는 게 몸에 좋다고 해서 신발을 벗고 걷고 있었다. 그런데 갑자기 왼발 아래에서 뭔가를 밟은 듯한 느낌을 느꼈다. 돌을 밟은 듯한 느낌이었다.

뭔가 날카로운 것 같았지만 만득이는 옆의 여자분에게 신경이 가 있는지라 크게 개의치 않고 해변을 걷고 신발을 다시 신으러 밖으로 나왔다.

신발을 신으려 왼발을 보니 발바닥이 까져서 피가 조금 흘렀었던 것을 확인하게 되었다. 생각보다 발바닥이 많이 찢어져 있어 놀랐다. 밟았던 돌이 생각보다 날카로운 것이었다. 더 놀랐던 것은 그녀와 걷고 있을 때 아프다는 것을 느끼지 못했다.

만득이는 그때 막 시작하는 연애의 상대와 해변 길을 걷느라 그녀에게 집중하고 있었기 때문에 아플 겨를이 없었다. 조그만 조약돌 하나가 그의 소중한 시간을 망치게 만들 수 없기에 대수롭지 않게 느꼈을 것이다.

만약 만득이가 혼자서 걷다가 같은 일을 겪었으면 결과가 달랐을 수도 있다. 발바닥을 찌른 그 감각이 통증이라는 인식을 통해 '위험'하다고 뇌에 알려주었을 것이다. 그러면 만득이의 뇌는 그 발을 보호하기 위해 적절한 조치를 명령했을 것이다.

아마도 절뚝거리며 해변을 걸어 나왔거나 한발로 힘들게 해변을 벗어났을 것이다. 체중을 덜 실어야 혹시나 다쳤을지도 모르는 발을 보호할 수 있기 때문이다.

그러면 통증인지 아닌지를 판단하는 기준은 무엇일까? 바로 만득이가 조금 전 발바닥에서 느낀 감각이 내 몸에 '유해'한지 아닌지를 가지고만 판단한다. 즉, 통증은 우리 몸이 위험에 빠질 수 있다고 느낄 때만 '통증'으로 인지되는 것이다. 그렇지 않으면 아프다고 인지하지 않는다.

내가 밟은 것이 조그만 돌이었다면 우리 뇌는 이전 경험에 비추어 이런 조그만 돌은 나에게 위험을 주지 않는다고 판단한다. 그럼 뇌는 통증이라는 꼬리표를 붙이지 않는다.

하지만 밟았던 것이 날카로운 깨진 유리 조각이었다면 날카로운 감각을 시상으로 보내고 시상은 그것을 대뇌피질에 알려 줄 때 '통증'이라는 꼬리를 달아서 연결해준다. 뇌는 발바닥이 더 이상 찢어지지 않게 하기 위해 우리 몸에서 반응하도록 지시하는 것이다(한 발로 뛰거나 다리를 절게 될 것이다. 체중을 덜 줘서 손상으로부터 발을 보호하기 위해).

만득이는 날카로운 돌을 밟았다. 통증일 수도 있었고 그냥 압각으로 느낄 수도 있었지만 만득이의 신경은 온통 예쁜 그녀에게 있었던 덕분에, 뇌에서는 통증으로 인지하지 않고 넘어가 버렸다. 그래서 만득이는 다리를 절지 않고 데이트를 끝내게 되었다.

그럼 날카로운 돌을 밟았는데 왜 그 당시는 아프지 않았을까? 답은 간단하다. 만득이의 뇌는 그 당시에 그 감각을 '위험'으로 인지하지 않았던 것뿐이다. 예전에도 해변을 걸어 봤고 그때도 빈번하게 일어났던 일이었으며 별일 없이 지나간 걸로 기억하고 있기 때문이다. 그리고 위험 신호를 인지하기보다 그녀에게 집중하는 것이 더 중요했기 때문이다.

영국에서 실제 있었던 일은 더 흥미롭다. 응급실에 극심한 고통을 호소하는 한 사람이 급하게 구급차에 실려 왔다. 환자를 본 의사는 놀라지 않을 수 없었다. 건축에서 쓰이는 15cm 못이 환자의 발바닥에서 발등 쪽으로 뚫고 지나간 것이다. 환자는 신발을 신고 있었으며 그냥 보기에도 응급 상황이 분명했다.

환자의 비명이 그치질 않았고, 응급실 의사는 못이 발의 어떤 구조물을 손상했는지 알아야 했기에 엑스레이를 찍었다. 그리고 의사는 더욱 놀랐다. 왜냐하면 그 긴 못은 신발 바닥을 뚫고 환자의 발가락 사이로 지나 신발 윗부분을 뚫고 지나갔기 때문이다. 실제 환자의 발은 긁힘 하나 없이 멀쩡했다. 하지만 그때까지도 환자는 극심한 통증에 시달리는 듯했다. 환자 스스로 멀쩡한 발을 보기 전까지 말이다. 물론 눈으로 보고 나서는 통증이 사라졌다.

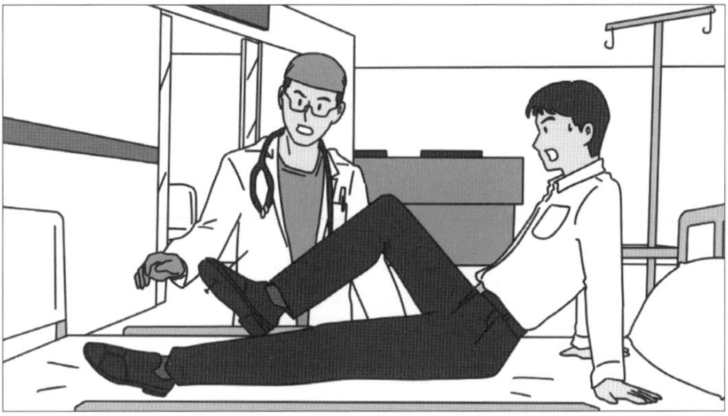

[그림 21] 구두를 뚫은 못

못을 밟았을 때 못이 나온 방향을 보고 환자의 뇌는 못이 발을 뚫었을 거라고 예상했다. 뇌는 경험상 그리고 학습된 기억상 이럴 경우 상당한 통증이 있을 것으로 생각하고 예측해 스스로 위험 신호인 통증 전기를 켠 것이다. 그러자 실제로 통증이 시작되었다.

만득이와 영국 건축업자 사례에서 보듯 뇌는 '위험' 신호를 인지할 때 '통증'을 느낀다. 즉, 통증을 느끼는 것은 우리 뇌가 몸을 위험 상태에서 '보호'하기 위해 준비하는 하나의 방법인 것이다. 위험을 느끼면 통증을 만들어서 대응 체계를 준비하는 것이며 위험 신호를 더 이상 인지하지 않게 되면 뇌는 스스로 통증을 없앤다.

굳이 더 이상 통증을 유지해야 할 이유가 없기 때문이며, 몸의 반응을 없애서 에너지를 더 효율적으로 쓰기 위함이다. 그리고 이런 과정은 뇌가 가지고 있던 경험에 기반한 통증 모형에 비추어 '예측'하여 진행하는 것이다.

아프세요? 다행입니다

통증이 다행이라니 뭔 뚱딴지같은 소리인가 할 것이다. 그러면 통증을 아예 못 느끼게 되면 어떻게 될까 생각해보면 왜 그런지 이유를 알 수 있다. 선천적 통각 상실증(Congenital analgesia)이라는 병이 있다. 말 그대로 태어날 때부터 통증을 느끼지 못하는 병이다.

통증을 느끼지 못하는데 병이라니? 아프지 않고 살 수 있다면 좋은 거 아닌가? 갸우뚱할 수도 있을 것이다. 이 병은 아주 희귀하게 발생하는데 평생 한 번도 통증을 느껴보지 못한 사람들이 가지는 병이다.

선천적 통각 상실증을 가진 이들의 인지능력, 감각 능력은 다른 일반 사람들과 다를 것이 없으며 단지 통증을 느끼지 못하는 것이 일반인들과 다르다. 몸에서 통증을 제어하는 호르몬의 일종인 엔도르핀(Endorphin)의 과다 분비로 인해서 생긴다고 알려져 있다. 이 병을 가진 아이들은 사망률이 높으며 화상으로 인한 부상이 가장 많이 발생하는 것으로 알려져 있다. 이유는 간단하다.

통증을 느끼지 못하므로 불에 손이 닿아 뜨거워도 아픈 감각을 느끼지 못하기 때문이다. 감염이 생겨도 아픈지 모르고 눈 각막을 다쳐도 아픈지 느끼지 못한다. 어린아이들의 경우 스스로 혀를 물기도 하고 입에 넣어서는 안 되는 물질들을 넣거나 삼켜 몸의 손상을 초래하고 최악의 경우 사망에 이르게 되기도 한다.

당연히 근육이 끊어지거나 뼈가 부러져도 아픔을 느끼지 못하므로 손상이 생겨도 스스로 알아차리지 못하고, 그 행위를 계속 지속하다 심각한 손상을 야기하게 된다. 자, 이제 이해했을 것이다. 왜 통증이 축복인지 말이다. 통증은 위험신호를 보내 우리 몸에 손상이 생기지 않도록 조심하라고 알려주는 경고이다.

바이러스 감염이 있어 열이 나서 통증을 느끼면 우리는 해열제를 먹어 몸에 손상이 더해지지 않게 방어한다. 축구를 하다 발목 인대가 조금 끊어져 아프면 우리 몸은 스스로 체중을 딛지 않으려 하게 되고 그런 방식으로 발목의 인대가 더 손상되는 것을 막는다.

20대의 에드워드라는 환자가 있었다. 갱단들 간의 싸움에서 총상으로 척추를 다쳐 잘 걸을 수 없을 정도의 상태로 나에게 재활을 위해 찾아왔었다. 신기한 것은 에드워드는 별로 아파하지 않았다. 그는 살아 있다는 것에 감사한다고 항상 말했다. 하루는 치료를 마치고 그가 치료실을 나가다가 옆에 있던 책상 모서리에 그의 허벅지가 살짝 부딪혔다. 그는 욕을 섞어 소리치며 아파했다.

내가 다가가서 괜찮냐고 물어보니 멋쩍어하며 혼자 허벅지를 문지르고 있었다. 내가 농담으로 "총 맞은 것보다 더 아파?"라고 했더니 “응, 이게 더 아파, 총에 맞았을 때는 살아야 한다는 생각밖에 못했거든. 그리고 그때 난 정신을 잃어버렸었거든. 이건 아주 날카롭게 아파”하며 혼자 웃었다.

조직 손상으로 보면 당연히 총상이 100배는 더 크다. 힘든 재활 과정에도 아픈 내색 없던 에드워드는 책상에 살짝 부딪힌 충격에 소리를 지를 정도로 아파했다. 그리고 나는 어깨의 회전근이 완전히 끊어져 있어 팔을 들 수는 없으나 통증을 느끼지 못하는 환자는 수도 없이 많이 봤다.

특히 노인들에게 이런 경우는 허다하다. 심각한 손상인데 통증을 크게 느끼지 않고, 작은 손상에 더 큰 통증을 느끼는 것은 참으로 이해하기 어렵지 않은가?

통증은 기본적으로 인간의 조직을 보호하기 위해 존재한다. 그래서 조직이 보호되었다고 뇌가 안심하면 우리 몸의 조직은 더 이상 통증을 느끼지 않는다. 일반적 근육이나 인대, 힘줄의 손상이 생겼을 경우 조직 손상이 어느 정도 회복되려면 보통 6~8주 정도가 걸린다.

하지만 대부분 2~3주 정도 되면 큰 통증을 느끼지 못하고 일상생활을 한다(앞에서 말했던 발을 삐었던 경험들을 떠올려 보면 된다). 손상의 회복이 잘 진행되고 있어 위험 신호를 느끼지 않는 뇌는 그 부위를 더 이상 보호할 이유를 갖지 않기 때문이다.

친한 친구들과 게임 벌칙으로 귓불을 잡고 비틀 때 아프기는 하나 우리는 큰 통증을 느끼지 않는다. 친구가 나의 조직을 해할 정도로 귓불을 잡아 비틀지 않을 것을 알기 때문이다(물론 좋은 친구일 때를 가정한 것이다).

그런데 길 가다가 전혀 모르는 사람이 와서 갑자기 당신의 귓불을 잡고 당긴다고 생각해봐라. 느끼는 강도가 전혀 다를 것이다. 모르는 사람의 공격을 '위험'으로 인지할 것이기 때문이다.

통증은 어떤 '사건'의 문제가 아닌 자신이 느끼는 감각이 '유해'할 것인가에 따라 다르게 느껴지는 것이다. 그런데 문제는 신체에 가해진 손상으로 인한 대부분의 통증은 3~4주 이내에 사라져야 하는 것인데, 뇌에서의 신경계 과민으로 계속 통증을 느끼게 되는 경우이다. 이것을 우리는 만성통증이라 부른다.

기억으로 학습된 통증

우리 몸의 신경계는 중추신경계와 말초신경계로 크게 나뉜다. 중추신경계는 두개골의 보호를 받는 뇌와 척추의 보호를 받는 척수로 구성된다. 우리 몸의 사지를 통해 올라오는 감각들은 말초신경계를 거쳐 척수에서 뇌로 전달되며 뇌는 감각 정보를 분류, 통합하여 자각하고 그에 맞는 반응을 몸에 지시하게 된다. 이 반응은 주로 우리 몸 사지의 동작, 운동을 일으키게 된다.

간단히 말하자면 중추신경계는 감각을 받아들이고 운동을 명령하는 기관이다. 말초신경계는 우리 몸 곳곳에서 올라오는 감각들을 전달하는 도로이다. 물론 훨씬 더 복잡하지만 이렇게 이해해도 될 듯하다. 이런 신경계는 서로 연결되는 통로를 가지는데 이를 '신경로(Neural pathway)'라고 부른다.

만득이는 자전거를 탈 줄 모른다. 난생처음으로 자전거 타는 법을 배우기로 했다. 만득이는 잔뜩 겁을 먹고 차가 없는 넓은 공터로 친구와 함께 나갔다. 친구 만식이의 도움을 받으며 연습을 시작했다. 자전거를 배우는 일은 생각보다 쉽지 않았다.

수도 없이 넘어짐을 반복한 결과 몇 시간 후 만득이는 친구 만식이의 도움 없이 드디어 스스로 자전거를 탈 수 있게 되었다. 우리도 어렸을 적에 많이 경험했을 법한 이야기이다. 바로, 이 자전거 타는 과정이 신경계가 학습하는 방법을 잘 보여준다. 자전거가 넘어지지 않게 균형을 잡고 반복에 반복을 거듭하는 과정이 곧 만득이의 자전거 타는 '신경로'를 만든 것이다.

이런 신경로는 우리가 생활하는 모든 것에 적용된다. 아기가 처음 걸음을 떼고 걸음을 자유롭게 걷게 되는 것, 운전하는 것, 축구하기 위해 뛰어다니는 동작들 모두 이 신경로의 학습과 발달에 기인하는 것이다.

이렇게 학습된 동작들은 대부분 우리 뇌에 '자전거 타는 법'이라는 신경로 '모형'으로 기억된다. 우리가 통증을 느끼는 것 역시 이런 '신경로'를 거쳐서 뇌에서 인지하게 된다. 자전거 연습을 마치고 집으로 돌아온 만득이는 식료품을 사기 위해 슈퍼마켓으로 운전하고 있었다. 빨간 불이 앞에 들어와 만득이는 멈췄다.

그때 '끼익'하는 소리가 들렸고 만득이는 뒤를 보는 거울을 통해 뒤에 오던 차가 그의 차로 돌진하는 것을 보게 되었다. 만득이가 반응하기에는 이미 너무 늦었고 그 차가 만득이의 차 뒤를 강하게 충돌해 버렸다. 만득이의 목은 앞, 뒤로 크게 흔들렸고 경추 편타성 손상(Whiplash injury)이 목에 가해졌다.

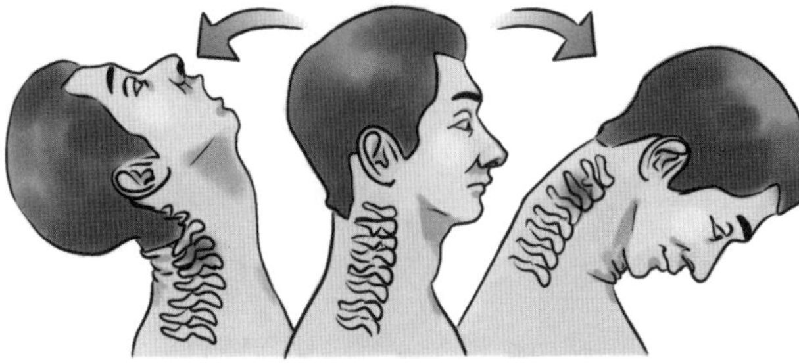

[그림 22] 편타성 손상의 예

다음날 일어나자, 목이 뻐근하고 움직일 수가 없어 병원을 찾아갔다. 예상대로 경추가 과하게 움직여 일어난 인대 손상이었다. 만득이는 다행히 4주쯤 지나자, 아무 통증이나 증상 없이 예전과 같은 상태로 돌아왔다.

그런데 만득이와 같은 사고를 당하고도 몇 달이 지나서도 통증이 지속되는 경우가 있다. 손상이 치유됐음에도 불구하고 어떤 사람들은 통증이 지속된다. 이 사실을 앞에서 언급했던 '신경로'의 관점에서 보면 이렇다.

사고가 난 그 순간 목에 발생한 염좌가 '위험'하다는 신호를 말초신경계를 통해 척수로 보내고 그 신호는 뇌에 다다른다. 즉, 뇌에서는 통증 경험을 '신경로'를 통해 받게 되는 것이며 기억하는 모형을 형성한다.

조직 손상(염좌)의 치유가 1~2개월 후 끝났을 때 이 모형은 그만 기억되고 폐기되어야 하는데 어떤 경우에는 그 '신경로'가 어떤 이유에서인지 그대로 기억되어 저장된다. 그러면 뇌는 계속해서 통증을 느끼게 된다. 즉, 손상이 치유된 후에도, 위험 신호가 있다고 인지한 신경로가 그대로 존재하게 되는 것이다. 이 경로가 바로 급성통증이 만성통증으로 변화하는 뇌의 인지 오류 과정이다.

손상이 없는데도 통증을 여전히 느끼는 것이다. 만성통증은 뇌가 통증을 느끼게 되는 신경계의 변화로 오는 것이지 조직 손상이 유지되어서 만성통증으로 발전하는 것이 아니다. 즉, 통증은 실제적 손상에 기인하는 것보다 학습된 '신경로'에서 기인하는 것이다.

교통사고 시 처음 겪는 통증은 조직 손상과 관련이 있을 수 있다. 이 통증은 조직 손상이 나은 후에는 더 이상 통증으로 뇌에서 인지하지 않아야 한다. 그런데 어떤 이유에서인지 가끔은 손상 시 형성되었던 신경로가 손상이 다 회복되었음에도 유지되는 경우가 생긴다. 이것이 급성통증이 만성통증화되는 경로인 것이다.

그 이후에는 브레이크 소리만 들어도 '신경로'에서 위험으로 인지하고 통증을 느낀다. 즉, 신경로의 오류가 생기는 것이다.

상대가 제동하기 위해 브레이크를 밟을 때 났던 '끼익' 소리만을 들려줘도 이후에 목의 통증을 일으키는 사람들도 있다는 보고가 있을 정도이다. 실제로 자기 차를 멈추고 있는데 뒤차가 가깝게 오는 것을 거울로 보는 것만으로도 통증이 생긴다고 말하는 환자들을 난 많이 만나봤다.

반면에, 포뮬러 원(Formula 1) 자동차 경기의 선수들은 경주용 자동차로 350~370km/h까지도 달리며 경기당 10~15회가량의 작고 큰 충돌을 일으키며 시합한다. 선수들은 다음 시합에 또 나와 그 속도로 경기하며 일상적으로 충돌을 경험하기 때문에, 충돌을 위험으로 인지하는 신경로가 생성되지 않는다.

그래서 충돌 사고 이후에 브레이크 소리를 들어도 통증으로 뇌에서 인지하지 않는다. 이렇듯 만성통증이란 우리가 원래 알고 있던 것과 조금은 다른 경로를 통해 형성되는 경우가 많다.

한 걸음 더

우리 몸의 신경계

신경계는 신체의 기능을 조정하고 조절하는 세포, 기관, 조직의 복잡한 네트워크이다. 뇌와 신체의 나머지 부분 사이에 정보를 처리하고 전달하는 것을 포함하고, 자발적이고 비자발적인 행동 모두를 통제하는 것을 담당한다. 우리 몸 전체에 걸쳐 있는 전깃줄 시스템 같은 것이다.

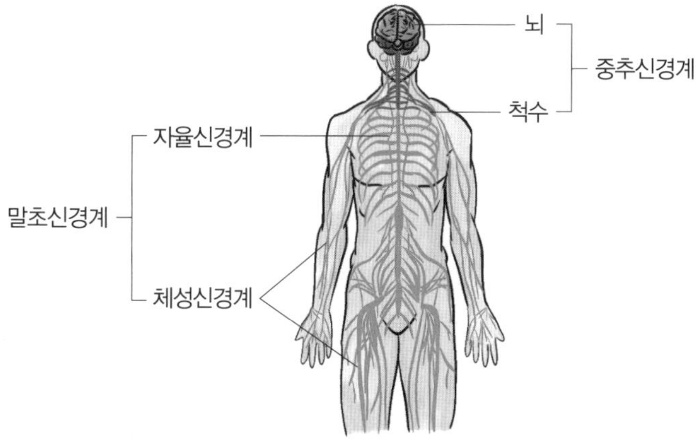

[그림 23] 신경계

신경계는 [그림 23]과 같이 크게 두 개의 주요 부분인 중추신경계(Central Nervous System)와 말초신경계(Peripheral Nervous System)로 나뉜다. 중추신경계는 뇌와 척수로 구성되어 있지만, 말초신경계는 중추신경계를 신체의 나머지 부분에 연결하는 모든 신경으로 구성되어 있다.

뇌는 신경계의 통제 센터이며 신체와 환경으로부터 정보를 받고 처리하는 역할을 한다. 척수는 뇌간에서 등 아래로 이어져 있고 뇌와 신체의 나머지 부분 사이에 신호를 전달하는 역할을 하며 중추신경계와 말초신경계를 연결하는 신경 다발로 구성되어 있다. 척수는 또한 특정 자극에 대한 자동 반응인 반사를 조정하는 역할도 한다.

말초신경계는 중추신경계와 정보를 주고받기 위해 다시 체성신경계(Somatic nervous system)와 자율신경계(Autonomic Nervous System)의 두 부분으로 나뉜다. 체성신경계는 골격근의 자발적인 움직임을 조절하고 촉각, 통증, 온도와 같은 감각을 담당한다. 그래서 자극을 감지하는 감각 뉴런과 근육에 신호를 보내는 운동 뉴런으로 구성되어 있다.

자율신경계는 심장박동, 호흡, 소화와 같은 신체의 무의식적인 기능을 조절하며 다시 교감신경계(Sympathetic nervous system)와 부교감신경계(Parasympathetic nervous system)의 두 갈래로 나뉜다. 교감신경계는 심장 박동수 증가, 동공 확장, 근육으로의 혈류 증가와 같은 '싸움 또는 도주(fight or flight)' 반응에 대비하며, 스트레스나 위험에 반응하여 활성화된다. 부교감신경계는 심박수를 늦추고, 동공을 수축시키고, 소화를 증가시키는 것과 같은 '휴식과 소화(Rest and Digest)' 기능을 담당하며, 휴식 시간 동안 활성화된다.

신경계는 호르몬을 생산하는 분비샘의 집합체인 내분비계와도 밀접하게 작용하는데, 호르몬은 혈류를 통해 이동하고 신체의 세포와 기관의 활동에 영향을 미치는 화학적 전달자들이다. 이렇듯, 신경계는 우리의 환경과 상호 작용하고, 신체 기능을 조정하고, 내부와 외부 환경의 변화에 반응할 수 있게 해주는 신체의 복잡하고 중요한 부분이다.

또한 신경계는 몸 전체에 정보를 처리하고 전달하며 자발적인 행동과 비자발적인 행동을 모두 통제하는 역할을 한다. 항상성을 유지하고 신체의 적절한 기능을 위해 내분비계와 같은 신체의 다른 시스템과도 긴밀하게 작동한다.

너와 내가 느끼는 통증은 다르다

앞에서 언급했듯이, 국제통증연구협회에 따르면 통증은, '실제 또는 잠재적 조직 손상과 관련되거나 유사한 불쾌한 감각 및 감정이나 경험'이다. 즉, 통증은 '실제' 또는 '잠재적인(실제 일어나지도 않은)' 조직 손상과 관련된 즐겁지 않은(유해한) 주관적인(개인마다 다른) 감각 및 감정적 경험이다.

'유해한'이라고 말할 때 사람마다 각자 다른 유전자, 문화, 환경, 통증 처리의 개인차 등 여러 요인에 의해 영향을 받는다. 통증 신경과학에서 중요한 요점 중 하나는 통증이 주관적이고 사람마다 다를 수 있다는 것이다. 한 사람에게 고통스러운 것이 다른 사람에게는 고통이 아닐 수도 있다.

통증은 각 개인에게 고유한 많은 요소들에 의해 영향을 받기 때문에 주관적인 경험이다. 통증은 단순한 감각이 아니라 기분, 관심, 기대, 문화 등의 요소에 의해 영향을 받는 감정적 경험이기도 하다.

예를 들어, 불안하거나 우울한 사람은 그렇지 않은 사람보다 더 심하게 통증을 경험할 수 있다. 마찬가지로, 다른 것에 정신이 팔린 사람은 그것에 집중하는 사람만큼 통증을 알아차리지 못할 수도 있다.

또한 통증 처리 과정에도 개인차가 분명히 존재한다. 통증 처리 과정은 부상 부위에서 뇌로 통증 신호를 전달하는 것인데, 신경계는 이를 처리하고 해석한다. 그런 다음 뇌는 통증의 감각뿐만 아니라 감정적, 행동적 반응을 포함해 통증 신호에 반응한다. 즉, 감정적, 사회적 행동 등이 통증을 지각하는 데에 영향을 미친다.

플라세보 효과와 노시보 효과

플라세보 효과(Placebo effect)라는 것이 있다. 일명 위약 효과라고 불린다. 말 그대로 가짜 약을 줬는데 증상이 호전되는 결과를 낳는 효과를 말한다. 플라세보 효과는 특히 통증 경감에 가장 효과가 크게 나타난다고 보고된다.

예를 들면 이런 것이다. 설탕을 넣은 가짜 약통에 '통증약'이라고 큰 글씨로 라벨을 써 붙여 환자에게 일정 기간 복용하게 할 때, 실제 통증 완화 효과가 나타난다는 것이다. 우리 뇌는 효과가 있다는 '예측'을 하게 되면 스스로 엔도르핀을 분비하게 되고 이 호르몬들은 실제 통증을 경감시키기 때문이다.

콜라타(L. Collata)의 연구에 따르면 30~60%의 환자들이 이 플라세보 효과를 경험한다고 한다. 통증관리 분야에서 난 어쩌면 치료사나 의사들이 플라세보일지도 모른다고 생각하기도 한다. 우리는 의료인을 찾아가 진료받을 때, 그들에게 현재 나의 증상이 큰 문제가 아니라는 얘기만 들어도 내가 가진 증상이 상당히 호전되는 경우들을 많이 경험했을 것이다.

하지만 문제는 그 반대의 경우도 발생한다는 것이다. 치료사나 의사가 플라세보가 아닌 노시보가 되는 경우가 다반사이다. 노시보 효과(Nocebo effect)란 말 그대로 플라세보 효과의 반대 효과가 나타나는 것이다.

다시 말해, 안 좋은 예후나 결과가 나타날 수 있다는 것을 강조하면 환자의 실제 증상이 더 심해질 수 있는 상태를 말한다. 노시보라는 단어는 라틴어의 '해를 끼치는'이라는 뜻에서 온 것이다.

환자들이 통증을 경감하기 위해 어떤 시술이나 치료를 받을 때 의료인이 그 시술이나 치료의 부작용을 강조해서 설명할 경우 시술의 효과가 떨어지고 실제로 부작용을 경험하는 환자들이 더 늘어난다고 보고되는 것을 노시보의 예로 들 수 있다.

다시 만득이 얘기로 돌아가 보자. 만득이가 어느 날 아침 평소와 다름없이 세수하던 중 허리에 전기 충격이 오는 것처럼 느껴졌다. 다음날이 되니 더 아파져서 아픈 허리를 오른손으로 받치며 병원을 찾아갔다. 의사는 퉁명스러운 말투로 증상이 어떠냐며 묻는다.

만득이는 어떻게 아프기 시작했는지, 어떻게 아픈지 자세히 설명하자 의사는 눈 한번 마주치지 않고 컴퓨터에 만득이가 하는 내용을 열심히 적어 넣으며 자기 할 일만을 열심히 한다.

뭔가 질문을 해도 듣는 둥 마는 둥 하고 엑스레이를 찍고 오라고 한다. 엑스레이를 찍고는 엑스레이를 보여주며 의사가 만득이에게 설명한다. 요추 4~5번이 한쪽으로 좁아 보이므로 디스크 탈출이 의심되어 MRI를 찍자고 한다.

만득이는 문득 심각한 문제라는 생각이 들어 겁이 났지만, 의사의 지시대로 MRI를 찍고 다시 만난 의사는 요추 4~5번의 디스크 탈출이 있으며 지금 이대로 두면 나중에 다리가 저리게 될 것이고 더 진행되면 다리의 마비가 올 수도 있다는 무시무시한 말을 한다. 그렇게 되면 수술해야 할 수도 있다는 말을 잊지 않고 덧붙인다.

만득이는 무거운 마음으로 어떻게 해야 하는지 물어본다. 허리에 주사를 맞고 도수치료를 4주간 일주일에 세 번씩 진행하라고 하고 결과를 봐서 다음 일정을 정하자고 한다. 주사 스케줄을 잡고 집으로 돌아온 만득이는 행여나 요추 4~5번이 더 틀어져 디스크가 제자리에서 벗어날까 걱정되어 스스로 움직임을 조심하게 된다.

마비까지 올 수 있다는 공포에 인터넷으로 디스크 문제에 관한 정보들을 혼자서 찾아본다. 수술 후 부작용을 겪은 사례들까지 다 찾아보고 나자, 걱정이 더 밀려오며 무섭기 시작한다.

안타깝게도 위 얘기는 허리가 아파서 병원에 가면 흔히 겪는 얘기이다. 진료가 이렇게 진행되는 이유는 두 가지이다. 첫 번째, 그렇게 하라고 배웠기 때문이다. 엑스레이나 MRI의 영상 이미지를 보지 않고도 진단할 방법이 충분히 있으나 그게 더 편하기 때문이며 이후 혹시나 있을 수 있는 의료 분쟁의 경우 증거로 남기기 좋기 때문이다. 편하고, 배운 대로, 한 번 더 생각하지 않고 그냥 기계적으로 진료를 하기 때문이다.

가장 큰 이유는 두 번째 이유인데, 공포를 이용하는 사업마케팅이 돈을 벌기에 더 쉽기 때문이다. 지금의 의료계는 공포를 파는 노시보 효과 장사로 짭짭할 이익을 거둔다.

이 공포에는 사실 의료인들 자체의 거만함이 큰 몫을 하며 공포 마케팅만큼 허리통증이나 통증관리 분야에 있어 효과적인 사업 마케팅 방법은 찾기 어렵다. 환자들의 두려움은 곧 의료인의 지시를 따르는 것으로 연결되기 때문이다.

그러나 문제는 여기에 존재한다. 연구에 따르면, 허리통증이나 근골격계 통증의 진단과 치료에 있어, 엑스레이나 MRI 같은 영상 이미지를 보여주지 않고 치료사나 의사가 이학적 검사를 통해 큰 문제가 없음을 알려준 그룹의 환자들이 그날 바로 통증이 줄어든다고 밝혀져 있다.

반대로 진단 영상을 보여주며, 어려운 의학 용어들을(퇴행성 관절염이나 디스크 탈출/파열) 사용해 환지에게 설명할 경우 통증이 더 증가하는 경우가 많다는 것이다.

영상 이미지를 통한 설명은 환자들의 공포를 자극하며 이 공포는 통증의 역치를 낮추는 것으로 연구, 보고된다. 통증의 역치가 낮아지면 통증을 더 쉽게 느낀다. 즉, 통증은 더 쉽게 뇌에서 인지되고 증가한다. 기억은 학습되고 동시에 학습의 대부분은 기억이다. 그렇게 해서 학습된 기억이 경험을 낳는 것이다. 경험이 곧 감정을 느끼게 하는 원동력이다.

공포감을 느끼게 하는 편도체와 기억을 담당하는 해마의 신경 세포들이 서로 소통할 때 기억이 가장 잘 만들어진다. 즉, 공포감을 느낄 때 편도체의 활동이 시작되고 신경 전달물질인 노르아드레날린이 준비된다. 기억을 하는 신경세포에 공포감이 더해지면 노르아드레날린이 분비되며 가장 잘 기억하게 된다.

우리가 환자들에게 엑스레이나 MRI 등으로 공포를 심으며 통증을 느끼게 해주면 그 기억은 우리 뇌를 아주 강하게 지배하게 된다. 물론 통증도 덩달아 올라갈 확률이 아주 높다. 노시보를 이용한 사업 마케팅으로는 최고이다. 이것은 또한 조건화 반응을 유도한다. 조건화 반응은 특정 자극에 의해 유발되는 학습된 행동 또는 반응이다.

어렸을 때 개에게 물린 경험이 있는 경우, 그 시점부터 개에 대한 두려움이 생기고, 이후에 목줄이 풀린 개를 만나거나 개 짖는 소리(자극)를 들으면 무서워하는 공포반응(조건화 반응)이 촉발되는 것이다.

문제는 이렇게 형성된 공포는 상당히 오래가고 그 상황에 부닥치면 우리의 뇌를 다시 지배한다. 우리의 기억은 뇌의 해마에서 처리된다고 했다. 공포적 기억은 편도체에서 협력해서 처리하게 되는데 이 편도체의 또 다른 기능이 바로 증폭기이다.

감정을 더 증폭시키는 것이다. 마치 스피커 같은 것이다. 음량을 올리듯 감정을 끌어 올린다. 그리고 이것은 하나의 모형으로 뇌에 기억되고 이후에 비슷한 상황이 생기면 그 모형을 끄집어내어 반응하게 된다. 문제는 통증 역시 기억되고 두렵게 조건화 반응의 모델로 갈 수 있다는 것이다.

공포는 인간의 기본 감정이다. 수렵 채집을 하던 시절에 포식자에게 잡아먹히지 않으려면 공포를 빨리 알아채야 살아남을 수 있었기 때문이다. 그래서 공포는 교감신경과 연결되어 있다. 심박수와 출력을 높여 근육으로 피를 빨리 보내고 근육의 수축력을 도와 빨리 도망가거나 싸울 준비를 하게 해줘야 했기 때문이다.

감정을 처리하는 편도체가 옆에 있는 해마를 계속 자극해서 무서웠던 기억을 기억하게 한다. 그래야 다음에 그런 상황이 생기면 빠르게 피해서 가거나 대처할 수 있기 때문이다. 또한 장기적으로 기억해야 할 것들은 대뇌피질로 보내서 저장한다. 서로 다른 기억들을 자꾸 떠올려주면 신경 회로가 더 강력해진다. 다르게 말해 배경지식이 많을수록 연결할 수 있는 수와 강도가 강해지는 것이다.

만득이의 경험처럼 병원에서 무서운 단어들과 예후들을 많이 들을수록 우리의 신경계는 공포로 예민해진다. 그리고 다시 그 단어를 들을 때 조건화 반응을 일으킨다. "디스크가 터져 있네요, 이대로 두면 다리의 마비가 옵니다", "퇴행성 관절염이 있네요, 너 심해시면 걷기가 어려워질 수 있습니다", "자세가 안 좋네요, 그래서 항상 아픈 겁니다" 등등이 가장 좋은 예이며 가장 안 좋은 예후를 끌어내는 노시보 효과를 통한 조건화 반응을 일으키는 주범들이라는 것을 기억하기를 바란다.

지금까지의 내용을 정리하면 우리는 이런 사실들을 배울 수 있다.

1. 손상이 반드시 통증을 야기하는 것은 아니다(척추 디스크가 이동되어 있으나 통증이 없는 그룹의 예).
2. 통증은 자극이 아니다(차가운 자극의 얼음 막대 연구에서 집중을 산만하게 만든 그룹에서 통증을 덜 느꼈다).
3. 통증은 개인의 주관적인 경험이다(통증 처리 과정에 개인차가 분명히 존재한다).
4. 통증은 우리 몸이 '위험'하다는 신호를 인지하는 것이고 가끔 뇌에서 위험 신호 인지 오류가 발생하기도 한다('구두를 뚫은 못' 사례의 환자는 실제 조직 손상이 없었음에도 뇌에서는 위험하다고 인지해서 극심한 통증을 느꼈다).
5. 통증 시스템은 기억된 학습에 기인한다(교통사고를 당한 후 소리만으로도 몸의 긴장과 통증이 발생했다).
6. 위험하다는 신호는 우리 몸을 보호하기 위해 존재한다(구두를 뚫은 못을 본 환자는 위험하다고 인지했고, 그렇게 발생한 통증은 그를 응급실로 향하게 했다. 방치하면 손상이 더 커져 발을 못 쓰게 될 수도 있는 위험을 막아야 했기 때문이다).
7. '노화 = 통증'은 아니다(나이 변화에 따른 허리통증의 발병률 그래프를 기억하자).

통증은 신체에 가해지는 사건에 반응하는 것이 아니라, 내 몸에 가해지는 감각이 내 몸에 '유해'할 것인가에 대해 뇌가 반응하는 것이다! 이 페이지는 한 번 더 읽기를 권유한다. 많이 읽어 볼수록 본인의 통증조절에 도움이 될 것이다.

3장

통증의 신경과학
심화편

통증의 전달 경로

우리의 주인공 만득이가 데이트 도중 돌을 밟았을 때를 기억하는가? 그때 우리 몸에서의 반응은 다음과 같다. 발 아래에서 돌을 밟았던 감각은 척수를 통해 뇌의 시상이라는 부위로 올라간다. 시상에서는 지금 올라온 감각이 우리 몸의 발바닥이었다는 것을 깨닫고 대뇌피질 체성감각 영역의 발바닥 부위로 신호를 보낸다.

이 전달 과정은 시작부터 끝까지 세 개의 전달꾼들을 통해 전해진다. 이 전달꾼들은 뉴런이라고 불린다. 뉴런들 사이에서의 정보전달은 화학적 정보전달이고, 뉴런 내에서 말단으로 보내는 정보의 전달은 전기적 전도로 이루어진다. 즉, 우리의 뇌가 일단 몸을 통해 들어온 감각을 인지하는 방법은 화학적 정보와 전기적 전도, 이 두 가지밖에 없는 것이다.

그리고 이렇게 뉴런들로 감각 정보가 전달되는 각 단계는 신경 시냅스(Neural Synapse)라고 부른다. 좀 허무하게 들릴 수도 있지만 우리가 느끼고 상상하고 판단하고 실행하고 아픔을 느끼는 모든 것들이 사실은 뉴런과 시냅스들로 이루어진 '전기적, 화학적 정보전달'의 활동일 뿐이다.

어쨌든 이렇게 우리 뇌로 올라온 감각은 통증 혹은, 단순히 무엇인가를 밟은 압각인지를 구분해야 한다. 이때 통증으로 인지하면 우리 몸은 즉각 방어 태세를 갖추어 통증에 대항하고(만득이는 그 발을 보호하기 위해 해변 데이트 내내 다리를 절었을 것이다), 유해하지 않은 압각이었다고 판단되면 통증으로 인지하지 않고 그냥 넘어간다(만득이가 아무 문제 없이 걸어서 데이트를 마쳤듯이).

이렇듯 통증이란 뇌에서 인지되는 형태에 따라 통증이 될 수도 혹은 아닐 수도 있다. 내가 느끼는 감각이 항상 통증이 되는 것은 아니다.

통증을 뇌에서 인지하게 하는 신경로는 여러 개가 있으나 가장 중요한 신경로는 단연 척수 시상로(Spinothalamic tract)이다. 이것은 신체 각 부위에서 뇌로 통증과 온도에 대한 정보를 전달한다.

사지에서 올라온 감각은 척수를 거쳐 시상에 도달하고 시상에서 그 감각들을 선별하여 각 대뇌피질 부위로 연결하는 경로이다. 우리 집으로 배달되는 택배를 통증이라 가정해보자. 전국 각지에서 분류소로 보내어지는 통증 택배가 감각이고, 그 통증 택배들이 일차로 모여드는 곳, 즉 지방 분류소가 바로 척수이다.

통증을 다시 배달되어야 하는 도시로 분별 작업을 하는 분류 센터가 바로 시상이다. 그리고 각 택배가 트럭에 실려 각자의 집에 실수

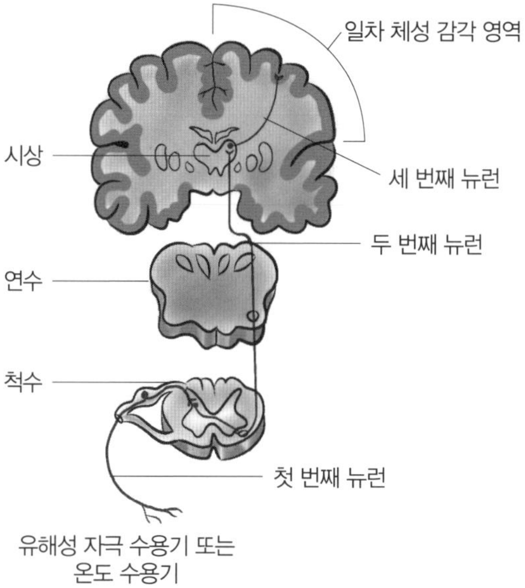

[그림 24] 척수 시상로

없이 도착하는 경로가 시상에서 피질로 가는 길이다.

이 척수 시상로는 두 경로로 나뉘어 시상까지 도달하는데, 측면 쪽 경로는 날카로운 통증과 온도에 관한 정보를 전달하고, 배 쪽 경로는 둔한 통증과 압력에 대한 정보를 전달한다. 그래서 너무 뜨겁고 너무 차가우면 통증으로 인식되고, 누군가 발을 꽉 밟는 압각 역시 통증으로 인식될 수 있는 것이다.

문제는 이 신경로가 과민해지거나 오작동을 일으키면 만성통증으로 가게 되는 것이다. 즉, 통증 택배의 양이 너무 많거나, 분류소에서 잘못 분류해서 원래 배달되어야 하는 곳으로 제대로 정확한 물품을 배달하지 못하는 것과 같다.

만성통증을 관리하는 방법은 바로, 이 과정을 더 깨끗이 정리해서 배달이 정확하게 이루어지게 하는 것이다. 한 분류 라인으로 너무 많은 택배가 몰리지 않게 하거나 너무 많이 몰리고 있으면 적당히 나뉘게 한다.

한 걸음 더

뉴런과 신경 시냅스

우리가 통증을 느낄 때는 전달꾼들, 즉 '뉴런'이라 불리는 것들과 연관이 있다. 이 신경 전달꾼 뉴런들이 연결되는 과정을 시냅스라고 부른다. 뉴런으로 들어온 신호의 합이 뉴런이 작동할 만큼 충분하면 뉴런에 불이 켜진다.

그리고 그것은 뉴런의 가지인 축삭으로 이동해서 다음 뉴런에 전달할 때는 그 전기적 정보를 화학적 정보로 바꾸어 연결한다. 만약 신호의 합이 전기를 켤 정도로 충분하지 않으면 불이 켜지지 않게 된다.

뉴런의 불이 켜지는 정보의 양이 500이라고 하면, 499의 정보의 양이 들어올 때까지는 변화는 없다. 반면, 500 이상은 무조건 불이 켜지는 것이다. 그래서 유해 감각이 통증 정보로 인지되려면 반드시 통증의 역치를 넘어서는 자극이어야 한다.

만성통증의 경우 이 통증의 역치가 낮아져 있는 경우가 많다. 역치가 500에서 400으로 낮아져 있으면 강하지 않은 유해 자극이 뉴런의 불을 밝혀 버리는 결과를 만든다. 그러면 그것이 통증 정보로 인식된다.

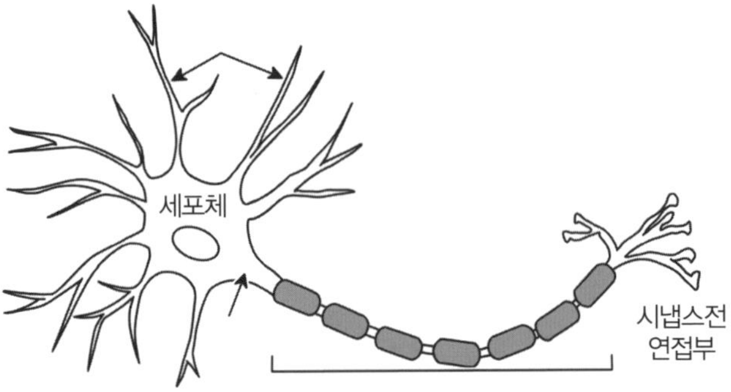

[그림 25] 뉴런의 모형

불이 켜진 뉴런은 다음 뉴런으로 정보를 보내는데 그것은 신경 시냅스를 통해서 이루어진다. 신경 시냅스는 뇌의 뉴런 사이의 의사소통을 가능하게 하는 구조이다. 그것은 한 뉴런의 축삭과 다른 뉴런의 덴드라이트 사이의 접촉점이다.

영화 〈아바타 : 물의 길(Avatar : The Way of Water)〉(2022년)에서 아바타들이 자신들의 꼬리를 영혼의 나무줄기에 접하는 것을 봤을 것이다. 이때 꼬리와 영혼의 나무줄기가 맞닿는 지점이 바로 신경 시냅스라 할 수 있다. 즉, 신경 시냅스는 화학적, 전기적 신호가 전달되는 두 뉴런 사이의 작은 틈이다. 이것은 뉴런 사이의 의사소통 지점이며 신경계 전체에 정보를 전달하는 역할을 한다.

뉴런들은 시냅스를 통해 신경전달물질이라고 불리는 화학적 메시지를 보내면서 서로 의사소통을 하는 것이다. 신경 전달의 과정은 활동전위라고 불리는 전기 신호가 뉴런의 축삭 아래로 이동할 때 시작된다(뉴런에 불이 켜지는 것을 활동전위라고 한다).

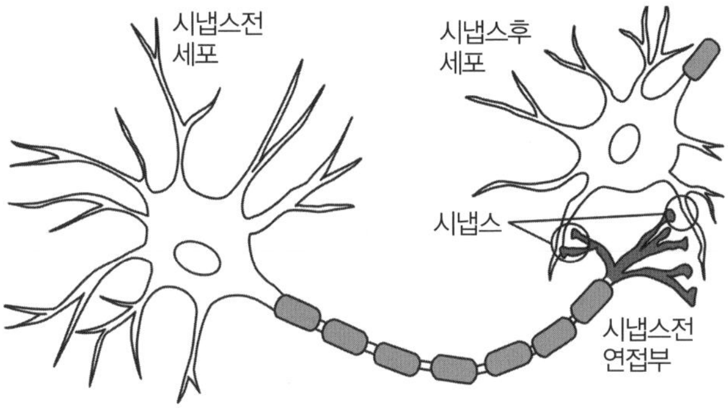

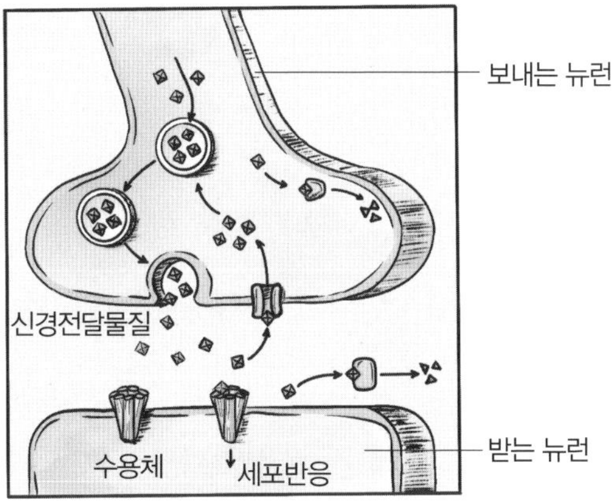

[그림 26] 신경 시냅스 모형(상)과 전기 수신 신호 전달 원리(하)

활동전위가 축삭의 끝에 도달하면 시냅스로 신경전달물질이 방출된다. 이 신경전달물질은 인접한 뉴런의 덴드라이트에 있는 수용체에 결합하여 수신 뉴런에서 전기 신호를 발생시킨다. 신경 시냅스는 이런 식으로 정보를 다음 중간 연결꾼인 뉴런에 전달해서 마지막 뇌의 감각피질까지 전달시키는 것이다.

통증이 어떻게 생기는지 왜 알아야 하는가?

사실 통증은 의료 전문가를 포함한 많은 사람들이 잘 이해하지 못하는 아주 복잡한 현상이다. 만성통증에 시달리는 많은 분들은 일상생활이나 일터에서 아주 힘들게 지내는 경우가 많으며, 사회생활 자체가 어려워지는 경우도 자주 일어난다. 근골격계의 만성통증을 해결하고자 수많은 의료인을 비롯한 전문가들이 이 분야에 참여하지만, 아직 그 발전은 미약하다.

만성 허리통증도 당연히 한 부분을 차지한다. 쉽게 생각해 보아도 허리통증에 관여된 전문가만 해도 물리치료사, 의사, 카이로프랙터, 마사지 전문가, 피트니스 종사자 등 이루 헤아릴 수가 없다. 족히 한국에서만 수천 명에서 수만 명에 이르고 남을 것이다. 이 많은 사람들이 모두 참여한 만성 허리통증 분야에 여전히 많은 환자가 고통을 받는다는 것은 그 해결책을 찾지 못했다는 것을 반증한다.

그러다 보니 한두 가지의 기술이 모든 근골격계의 통증을 고칠 수 있다고 떠드는 가짜도 넘쳐난다. 그들은 의도하지는 않았지만, 좁은 시야로 환자를 바라보는 방법에 익숙해져 있고 뭔가를 찾아야겠다는 성급함이 만들어내는 결과일 것이라 나는 생각한다.

미국 물리치료 닥터들은 진단과 평가, 치료까지 다 할 수 있는 영역에서 일하면서도 아직 만성 허리통증에 대한 해답을 찾지 못하고 있다. 즉, 허리통증 환자의 경우에도 진단하는 시간에 상당한 시간을 할애한다(그들이 어떻게 아프기 시작했는지, 일은 뭘 하는지, 어떤 스트레스를 받고 있는지, 그동안 어떤 치료를 받아 왔는지 모두 알아야 하기 때문이다).

직접 손으로 도수치료를 적용하고 치료적 운동을 통해 재활시키며 필요하면 엑스레이나 MRI를 찍기도 하면서 치료에 매진하지만, 쉽지 않은 것이 사실이다.

하물며 진단만 하는 그룹과 치료만 하는 그룹은 각각 좁은 시야에 갇히는 오류에 빠지기 더 쉽다. 난 이 부분을 안타깝게 생각한다. 환자들을 위해서는 참으로 효율성이 떨어지는 한국의 제도이다. 물론 의료비도 상승시킨다.

여하튼 이렇게 만성 허리통증의 치료가 쉽지 않다. 그러기에 더욱 만성통증이 어떻게 생기고, 어떻게 진행되며 어떤 치료법들이 효과가 있는지를 더 많이 공부해가야 한다. 그래서 그 환자의 주관적 통증에 맞게 필요한 모든 방법을 자유롭게 사용할 줄 알아야 한다.

이는 마치 종합 격투기 선수가 복싱 기술 하나만을 연마해 경기에 나가서 그라운드에 넘어질 경우, 쉽게 조르기에 당해 패하는 것과 비슷하다. 종합 격투기에서 성공하려면 복싱뿐 아니라, 레슬링, 주짓수,

킥복싱 등 다양한 기술을 연마해야 이길 수 있는 확률이 높아진다.

만성 허리통증을 대하는 경우도 마찬가지이다. 진단과 평가를 할 줄 알아야 하고(MRI를 보여주며 환자를 겁주는 것보다는 먼저 이학적 검사를 통해서) 다양한 도수치료 기술(마사지와 교정만 행하는 도수치료가 아니라)이 있어야 한다.

치료적 재활 운동을 모두 할 줄 알아야 하며, 아픈 분들의 주관적 스트레스 상황도 파악해야 한다. 그 많은 방법 중에서 최근 주목받고 있는 것 중 하나가 바로 이 책에서 계속 설명되고 있는 '통증 신경과학'의 내용이다.

통증 신경과학은 우리 몸의 신경계와 우리가 경험하는 통증이 서로 어떻게 연관이 있는지에 대한 과학적 연구이다. 그것은 신경생리학, 심리학, 해부학, 약리학 등 다양한 분야를 포함하여 통증 처리와 관련된 복잡한 연관성을 이해하는 데서 출발한다.

통증 신경과학은 뇌가 통증 신호를 어떻게 해석하고 반응하는지 뿐만 아니라 신경계가 어떻게 통증을 감지하고 전달하고 처리하는지에 관해 연구하는 학문이다. 즉, 통증의 근본적인 원인을 조사한다.

당연히 통증 신경과학 연구의 목표는 통증에 대한 우리의 이해를 높이고 통증관리를 위한 효과적인 치료법을 개발하는 것이다. 통증의 메커니즘을 이해함으로써, 만성적인 통증으로 고통받는 사람들의 삶의 질을 향상하고자 한다.

통증 신경과학의 핵심 개념 중 하나는 통증이 항상 조직 손상과 연관되어 있지는 않다는 것이다. 대신에, 통증은 조직 손상이나 염증과 같은 위협에 대응하여 신경계에 의해 생성되는 보호 메커니즘이라는 것이다.

통증은 순수하게 우리를 보호하기 위해 존재한다. 그러다 보니 손상이 치유된 후에도 통증이 지속될 수 있고, 뚜렷한 부상이 없는 경우에도 통증이 지속될 수 있는 경우도 발생한다. 뇌의 과보호에 따른 것이다.

이미 언급했듯, 통증 신경과학에서는 통증을 인식하는 과정에서 뇌의 역할이 크다고 강조한다. 뇌는 통증 신호를 해석하고 반응하는 데 중요한 역할을 한다. 그리고 스트레스, 두려움, 통증 경험과 같은 요소들은 모두 통증 신호로 뇌에서 해석될 수 있다.

저명한 통증 신경 과학자 중 한 명인 모슬리(G.L. Mosley) 연구팀은 흥미로운 연구 결과를 내놓았다. 연구팀은 통증 신경과학을 교육한 그룹과 그렇지 않은 그룹으로 나누어서 15년간 추적 관찰을 했다.

통증 신경과학 교육을 받은 그룹은 그렇지 않은 그룹인 대조군에 비해 통증 강도가 32%, 통증으로 인한 일상생활 장애가 37% 감소하는 것으로 나타났다. 이 연구에서 통증 신경과학 교육이란, 이 책에서 설명하는 것처럼 통증이 뇌에서 어떻게 인지되는지와 그 과정에서 신경계의 역할을 환자들에게 설명했다.

그리고 손상이 치유된 후에도 통증이 지속될 수 있다는 것과 통증의 생물학적 내용에 대한 기본 정보를 알려주는 정도만 설명했다. 그런데도 이 단순한 설명만으로도 통증의 강도가 낮아진다는 결과를 받은 것이다.

이 외에도 다수의 연구에서 통증 신경과학을 교육받은 환자는 그렇지 않은 대조군보다 통증 강도와 장애가 많이 감소했다고 발표하고 있다. 통증의 강도가 현저하게 줄어든 이후 통증을 스스로 관리하며 일상적인 생활을 할 수 있게 된 것은 당연한 결과이다.

특히 물리치료, 주사 치료, 재활 운동, 수술 등 전통적인 치료법이 효과적이지 않았던 이들에게 통증 신경과학이 큰 도움을 준다고 밝히고 있다.

또한 불필요한 의학적 검사와 치료의 사용을 줄일 수 있다. 환자들이 통증에 대해 더 잘 이해할 수 있을 때, 엑스레이나 MRI 스캔과 같은 영상 검사를 요청할 가능성이 더 줄어든다. 심각한 위험과 부작용을 가질 수 있는 수술이나 마약성 약물과 같은 불필요한 치료 역시 줄일 수 있다.

하지만 통증 신경과학을 이해한다고 해서 통증이 무조건 없어지는 것은 아니다. 지금 통증을 겪고 있는 사람들은 반드시 현재 받는 물리치료, 약물치료, 심리치료 등을 병행해야 한다. 즉, 통증 신경과학의 이해 역시 통증을 줄이고 일상생활로 복귀하는 데 필요한 하나의 도구이기 때문이다. 물론 아주 강력한 도구이다.

실제 만성 허리통증의 환자를 치료할 때는 이 책에서 설명하는 내용들을 환자들에게 조금씩 알려주며, 추가로 도수치료, 치료적 운동요법, 심리치료 등을 병행하면 최고의 결과를 가져올 것이다. 사실, 스스로 할 수 있는 도수치료, 치료적 운동을 지면으로 설명하는 것은 한계가 있다. 그러나 일반인도 최대한 이해를 쉽게 할 수 있도록 후에 설명할 것이다.

통증 신경과학의 이해만으로도 통증이 줄어드는 놀라운 결과를 여러 편의 연구 논문에서 밝히고 있는 바, 이 책을 읽는 자체로 통증이 줄어드는 신기한 경험을 하게 될 수도 있다. 만약 그렇다면 한 번 더 읽을 것을 권유한다. 과학적으로 밝혀진 내용에 기초한 것이니 신뢰성을 가져도 되기 때문이다.

통증을 누가 뇌로 전달할까?

통증 섬유는 통증과 관련된 정보를 전달하는 감각 신경 섬유이다. 통증 섬유의 두 가지 주요 유형은 A-델타 섬유(A-δ fiber)와 C-섬유(C-fiber)로, 크기, 전도 속도, 그들이 사용하는 신경전달물질의 종류에 따라 구분된다.

A-델타 섬유(A-δ fiber) 날카롭고 급성인 통증 신호를 전달하는 작고 수초화(myelinated)된 섬유이다. '수초화'되었다는 것은 A-델타 섬유가 미엘린이라고 불리는 지방이 많은 절연 물질로 덮여 있다는 것을 의미한다.

미엘린은 절연체 역할을 하여 신경 섬유를 통해 이동하는 전기 신호가 더 빠르고 효율적으로 이동할 수 있도록 돕는다. 절연 물질인 미엘린으로 덮여 있다 보니 전기전도가 오히려 더 빨리 일어난다(미엘린을 뛰어넘어 도약 전도가 일어나기 때문이다). 그래서 C-섬유보다 신경 자극을 더 빨리 뇌로 전달할 수 있다. 그리고 주로 날카로운 급성의 통증을 뇌로 전달한다.

C-섬유(C-Fiber) 둔하고 만성적인 통증 신호를 전달하는, 미엘린화 되지 않은 섬유이다. 미엘린이 없으므로, C-섬유는 A-델타 섬유보다 신경 자극을 더 느리게 전달한다.

결과적으로, C-섬유에 의해 전달되는 통증 신호는 둔하고, 쑤시는 듯한 통증으로 많이 나타나며 훨씬 길게 지속된다. 즉, 자극이 천천히 계속해서 들어오는 것이다. 주로 관절염, 신경병증 또는 암 같은 만성통증과 같이 오래 지속되는 통증을 전달한다.

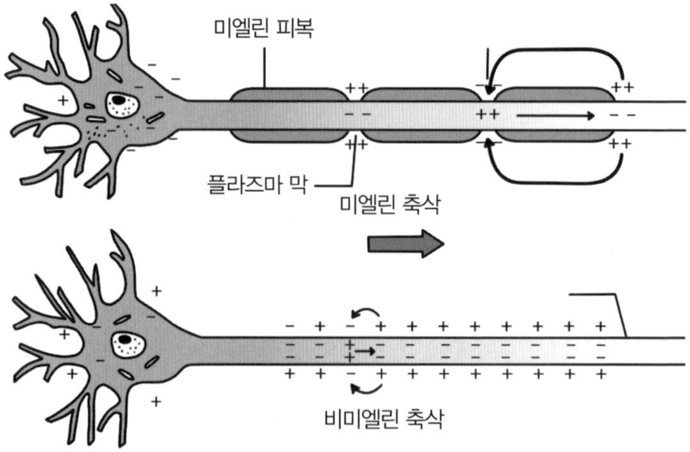

[그림 27] A-델타 섬유(상)와 C-섬유(하)

요약하자면, A-델타 섬유는 날카롭고 갑작스러운 통증 신호를 전달하는 반면, C-섬유는 느리고 둔하나 지속적이고 만성적인 통증 신호를 전달한다. 즉, 만성통증에는 주로 이 C-섬유의 역할이 큰 것이다.

내가 느끼는 통증은 상당히 고통스럽지만, 실제로 몸에서 일어나고 있는 현상은 이렇듯 조그만 섬유들이 전달하는 자극을 뇌에서 인식하는 과정이다. 반대로 생각하면 자극이 통증으로 인식되는 과정에 알맞게만 개입한다면 지긋지긋한 만성통증을 관리할 수 있는 긍정적인 면이 있다는 것도 기억하자.

한 걸음 더

작은 인간 호문쿨루스

호문쿨루스(Homunculus)라는 단어는 라틴어에서 유래되었고 '작은 사람'을 의미한다. 중세의 연금술사들은 일련의 화학적 과정을 통해 아주 작은 인공적인 인간, 즉 호문쿨루스를 만들 수 있다고 믿었다. 인간의 정자, 동물의 피, 다양한 화학 물질의 혼합물을 섞으면 가능한 일이라고 생각했다. 왜냐하면 인간의 정자 속에 이미 작은 인간인 호문쿨루스가 존재하고 있다고 믿었기 때문이다.

물론, 우리는 이제 이런 식으로 살아있는 생명체를 만드는 것이 불가능하다는 것을 알고 있다. 하지만, 호문쿨루스의 아이디어는 생명체가 어떻게 인공적으로 만들어질 수 있는지 이해하려는 초기의 시도였다.

이 호문쿨루스라는 단어가 쓰이는 곳이 하나 더 있는데 바로 우리 뇌지도에서이다. 그림과 같이 감각운동 호문쿨루스로 나눌 수 있다.

감각 호문쿨루스 감각 호문쿨루스는 뇌에 있는 신체의 감각 신경을 시각적으로 표현한 것으로, 대뇌피질, 특히 1차 체성감각피질(Primary somatosensory cortex)에 있는 신체 표면의 '지도'라고 보면 된다. 뇌의 이 부분은 주로 촉각, 온도, 통증 감각을 처리한다.

[그림 28]에서 보듯 감각 호문쿨루스에서 신체 부위는 실제 신체 크기에 따라 그려지지 않았다. 호문쿨루스의 신체 부위 크기는 각 부위의 감각을 처리하는 데 사용되는 뇌의 정보 처리량에 따라 크기가 결정된다. 그래서 손이나 얼굴과 같이 감각 신경이 더 많은 부위는 호문쿨루스에서 더 크게 나타나게 그려진 것이다.

호문쿨루스의 이 왜곡된 크기는 어떤 신체 부위가 더 민감하고 더 많은 뇌 처리 능력이 있어야 하는지 이해하는 데 도움을 준다. 인간은 손을 많이 사용하게 진화하였으므로 손에 감각 신경이 많이 분포되었다. 얼굴의 감각기관들은(눈, 코, 입, 귀 등) 곧 뇌의 감각 이해와 직결되므로, 당연히 더 많은 감각 신경을 심어 놓게 되었다.

운동 호문쿨루스 운동 호문쿨루스는 감각 호문쿨루스와 비슷한 개념으로, 감각의 영역을 표현한 감각 호문쿨루스와는 달리 신체의 운동 신경과 뇌에서 그것들을 정보 처리하는데 사용되는 양에 따라 표현되어 있다. 운동 호문쿨루스는 뇌의 1차 운동피질(Primary motor cortex)에 있고 신체의 근육 조절, 운동을 계획하고 실행하는 것을 책임지게 된다.

감각 호문쿨루스와 마찬가지로, 운동 호문쿨루스의 크기 역시 실제의 신체 크기와는 다르다. 감각 호문쿨루스와 마찬가지로 손이나 얼굴의 영역이 실제보다 훨씬 크게 되어 있다. 인간이 도구를 사용하기 위해 가장 세밀하게 사용해야 하는 부분이 손이기에 운동 신경 분포가 많다.

표정을 통해 상대의 감정을 알거나 내가 상대를 적대시하지 않는다는 것을 전해야 생존의 확률이 높았으므로 얼굴 크기 역시 크게 자리 잡고 있다. 그리고 언어로서 인간은 소통하기 때문에 입과 혀의 크기가 실제보다 더 큰 영역을 차지하고 있다.

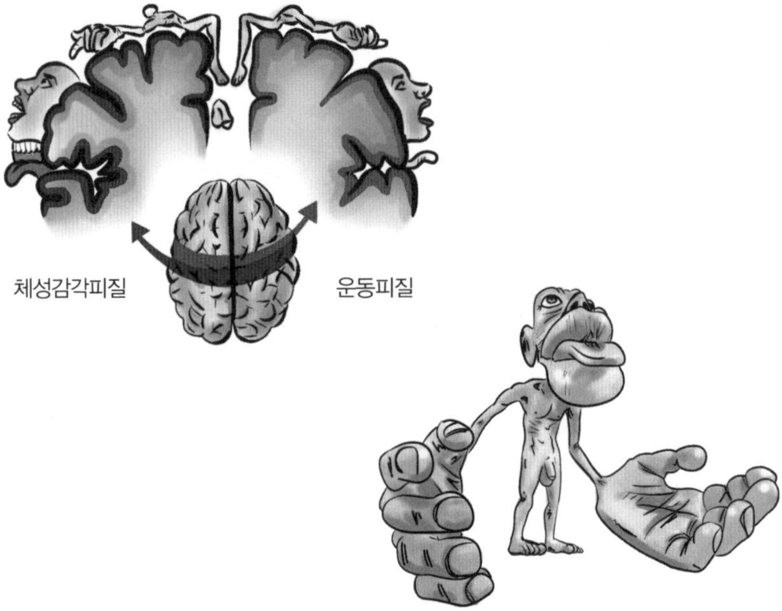

[그림 28] 호문쿨루스

신경 가소성이란 무엇인가?

신경 가소성(Neuroplasticity)은 말 그대로 신경이 변화할 수 있다는 것인데, 이 신경 가소성의 특징은 만성통증을 조절하거나 악화하는 데 아주 크게 기여한다. 다시 말해, 신경 가소성은 사람의 평생 변화하고 적응하는 뇌의 능력이다. 뇌가 새로운 경험이나 학습에 반응하여 뇌에 있는 뉴런 사이에 새로운 연결을 만들거나 기존 연결의 강도를 바꿀 수 있다는 것을 의미한다.

즉, 새로운 것을 공부하거나 배우면 뉴런 간의 새로운 통로가 생겨나며, 그것을 계속하면 그 신경로가 더욱 강해지며, 반대로 사용하지 않는 신경로는 퇴화한다는 것이다. 신경 가소성의 예를 조금 더 들어보자.

영어 배우기 : 영어를 배우기 시작할 때, 우리의 뇌는 낯선 소리와 문법을 처리하기 위해 새로운 신경 연결을 만들어야 한다. 시간이 소

요되고, 더욱 많은 연습 후, 이러한 연결은 더 강해져, 영어를 이해하고 말할 수 있게 된다.

뇌졸중 후 회복 : 뇌졸중 후 한쪽의 마비가 오면 영향을 받지 않은 사지의 사용을 제한하고 마비를 받은 사지를 집중적으로 훈련해 움직임과 기능을 향상하는 재활 접근법을 사용하는 경우가 있다. 치료는 일반적으로 영향을 받지 않은 사지를 슬링과 같은 것을 사용해 몸통에 묶어버린다.

예를 들어 오른쪽 마비가 왔으면 왼쪽 팔을 슬링을 사용해 몸에 고정한다. 그렇게 해서 왼쪽 팔을 사용 못 하게 하고 마비가 온 오른쪽만을 사용하게 하는 방법이다. 이럴 경우 마비가 온 오른쪽의 운동 기능이 평균 26% 향상된다고 보고된다.

뇌 가소성이 일어나는 동안에 실제로 뇌 안에서는 구조적 변화가 발생한다.

신경전달물질 우리가 새로운 것을 배우거나 새로운 경험을 할 때, 우리의 뇌는 신경전달물질이라고 불리는 특정한 화학 물질을 방출한다. 신경전달물질은 신경로를 활성화하거나 억제하여 더 강하거나 약하게 만들 수 있다.

뉴런(Neuron) 뉴런은 뇌의 기본 구성 요소이며 뉴런 사이의 작은 틈인 시냅스를 통해 서로 의사소통한다. 우리가 새로운 것을 배울 때, 뉴런 사이에 새로운 시냅스가 형성되거나 기존의 시냅스가 더 강해질 수 있다.

회백질(Gray matter) 뇌의 회백질은 뉴런의 세포체와 덴드라이트로 구성된다. 덴드라이트는 다른 뉴런으로부터 정보를 받아들이는데, 가소성으로 인해 회백질의 변화가 일어날 때 덴드라이트의 수가 증가한다. 즉, 더 많은 정보를 받을 수 있게 된다.

백질(White matter) 뇌의 백질은 뇌의 다른 부분들 사이에서 신호를 전달하는 뉴런의 길고 얇은 돌출부인 축삭으로 구성되어 있다. 신경가소성으로 인해 축삭을 둘러싸고 있는 미엘린이 두꺼워진다. 결과적으로 이것이 두꺼울수록 전기전도가 빨리 일어난다.

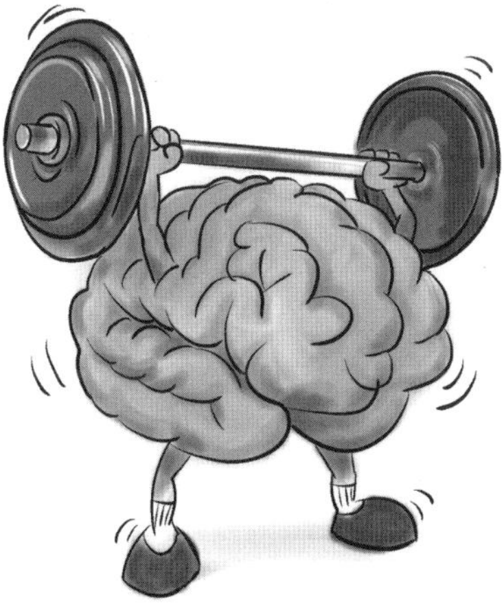

[그림 29] 뇌의 신경 가소성

이 신경 가소성이 부정적으로 작용하는 대표적인 예가 바로 만성 통증이다. 주로 손상이나 통증의 원인이 해결된 후에도 지속적인 통증으로 이어지게 하기 때문이다.

만성통증에서 신경 가소성의 한 가지 핵심적 내용은 '통증의 과민적 중심화(Central sensitization of pain)'이다. 이는 신경계 전체의 민감도가 증가하는 과정으로, 정상적으로 통증이 없는 자극에 대해서도 뇌에서 통증으로 인지해 버리는 것이다. 즉, 뇌로 가는 통증 신경계의 전선이 과부하가 걸려 있어서 항상 뜨거운 상황이라 생각하면 된다.

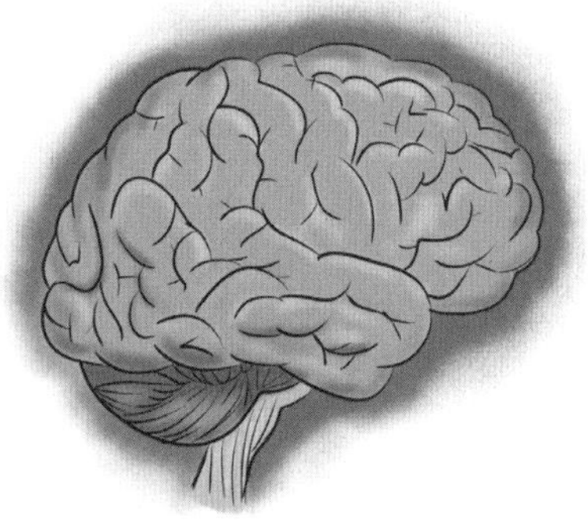

[그림 30] 통증의 과민적 중심화

그래서 작은 반응이 와도 그 전선이 뜨겁게 달아올라 버리는 것이다. 이것은 통증 신호에 장기간 노출된 결과로 발생하게 되는데, 이는 척추와 뇌에서 통증을 감지하는 뉴런의 과도한 반응으로 이어지고 민감해져서 통증을 더 쉽게 인지하게 만든다.

만성통증의 경우 통증 신호가 같은 신경로를 따라 반복적으로 전달된다. 그러면 이 경로들이 강화되어 통증 신호를 억제하는 능력이 저하된다. 쉽게 말해 통증을 전달하는 전선이 더 뜨거워지고 강해지는 것이다. 그래서 더 쉽게 뇌에서 통증을 인지하게 되는 것이다. 이것이 지속되면 만성적인 통증 상태를 초래하게 된다.

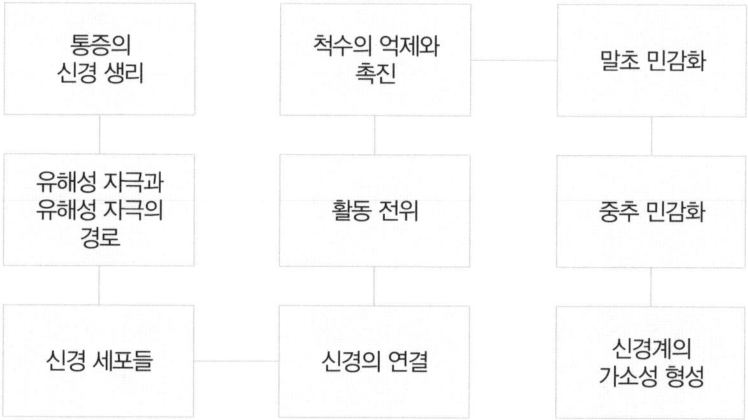

[그림 31] 신경 가소성을 통한 통증의 과민적 중심화 과정

만성통증에서 신경 가소성에 기여하는 또 다른 요인은 스트레스와 정서적 요인이다. 스트레스와 정서적 고통은 통증 감수성을 올리고 통증이 지속되도록 한다. 또한 스트레스는 근육의 긴장을 증가시키고 증가한 근육의 긴장은 뇌에서 '위험' 신호로 인식하게 되고 그러면 통증은 증가하게 된다. 즉, 정서적 고통은 곧 몸의 통증을 야기할 수 있다는 것이다.

조금 더 깊게 들어가 보자. 통증 신호가 동일한 신경로를 따라 반복적으로 전달될 때, 이러한 신경로가 더 강해진다고 설명했는데 어떻게 그것이 이루어지는지 살펴보자. 이 과정은 신경로의 '장기화 원리(LTP, Long-term potentiation)'라고 하는데, 반복적인 활성화에 반응하여 뉴런 간 시냅스 연결의 강도가 증가하는 메커니즘이다.

예를 들어, 아이가 피아노를 치기 시작하고 수년에 걸쳐 규칙적으로 연습한다면, 뇌는 아이의 손가락 움직임을 처리하고 통제하는 부위의 변화를 만들게 된다. 이러한 변화들은 아이가 숙련된 피아니스트가 되도록 도울 수 있고 계속 연습할수록 능력이 향상된다.

하지만 나쁜 예로는, 만성통증의 경우 이 LTP가 통증 경로에서 발생한다. 그래서 일반적으로 유해하지 않은 자극에 대해서도 통증 반응이 나타나게 된다.

LTP가 통증을 감지하는 경로에서 발생할 수 있는 경우 중 하나가 신경 연결의 강화를 촉진하는 글루타메이트(Glutamate)와 같은 특정 신경전달물질이 나오는 것이다. 만성통증에서 통증을 감지하는 뉴런의 활동이 증가하면 이 글루타메이트가 과다 분비되어 통증 경로가 더욱더 강화된다.

글루타메이트는 뇌 기능에 중요한 역할을 하는 신경전달물질의 한 종류인데, 기억, 학습, 통증 인식의 조절을 포함한 광범위한 과정에 관여한다. 신경 자극이 신경세포의 끝에 도달하면, 글루타메이트의

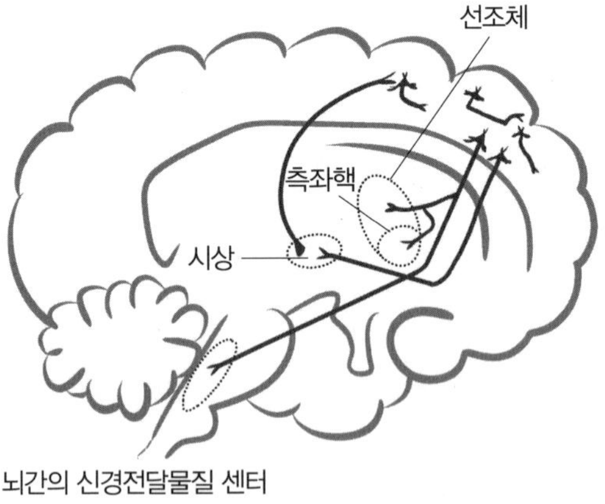

[그림 32] 글루타메이트 전달 경로

방출을 촉발하고, 글루타메이트는 근처 신경세포의 표면에 있는 수용체에 결합한다.

이것은 그 세포들이 더 활동적으로 되도록 하고 그들 자신의 전기적 자극을 생성하게 하며, 다른 신경세포로 전달한다. 즉, 우리 뇌신경 체계가 통증을 더 잘 인지하도록 작동하게 만든다는 것이다.

또 다른 방식은 뉴런 표면에 있는 수용체의 수와 기능의 변화를 통해서이다. 만성통증에서 통증을 감지하는 뉴런의 활동 증가는 NMDA(N-methyl-D-Aspartate receptor, N-메틸-D 아스파르트산염) 수용체와 같은 특정 수용체의 강화로 인해 통증 경로 자체가 강화되어 버린다.

마지막으로 만성통증 시에는 신경계에서 통증을 억제하는 뉴런의 활동이 감소하게 된다. 즉, 통증을 막아야 하는 방어병들의 힘이 떨어지는 것이다. 그러다 보니 통증 경로가 더욱더 굳건해지고 우리는 통증을 훨씬 더 빠르게 느낀다.

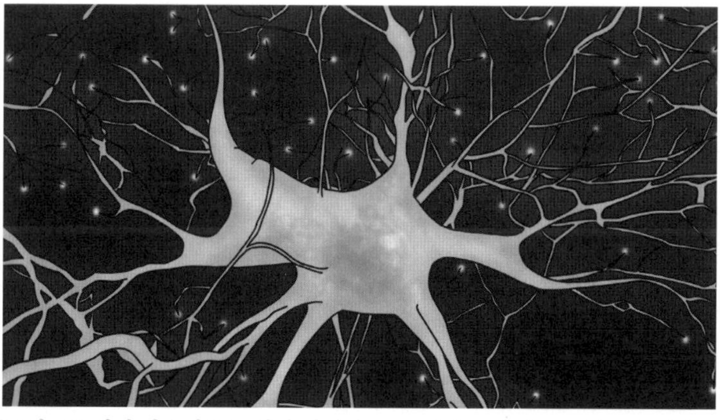

[그림 33] 신경 가소성으로 신경 가지가 더 늘어나거나 새로운 경로가 생긴다.

우리는 뇌의 신경 가소성의 원리를 어떻게 사용하느냐에 따라 통증을 조절할 수도 있고, 아니면 더 심하게 인지할 수도 있다. 통증을 느끼는 신경로를 강화한다면 통증을 더 크게 인지하게 되고, 다른 신경로를 강화하게 되면 통증의 신경로를 무력화할 수 있다.

위험 신호가 오면 우리 몸은 어떻게 통증을 조절할까?

뇌에서 위험하다는 신호를 받는 것이 통증이다. 유해 자극이 우리 몸을 공격할 수 있다는 경고를 보내는 것이다. 이렇게 통증이 몸에서 인지되면 우리 몸은 그 위험을 없애기 위해 통증조절 작용을 스스로 선택한다.

이것을 하행 통증조절 경로(Descending pain modulation pathways)라고 부른다. 하행 통증조절 경로는 뇌에서 척수를 통해 아래로 이동해 통증 신호를 조절하는 신경로를 말한다(감각의 이동인 상행 신경로는 아래에서 위로 척수를 통해 뇌로 전달된다).

첫 번째 하행 통증조절 경로는 통증에 반응하여 활성화되는 '내인성 아편 유사제 시스템(Endogenous opioid system)'이다. 쉽게 말해 우리 몸에 있는 약국에서 약을 반출하는 것이다. 이때, 엔도르핀이라고 불리는 자연적인 통증 완화 화학 물질을 방출하여 통증에 대한 인식을 감소시킨다.

이 아편 유사제 시스템은 우리 몸의 뇌, 면역 기관, 소화기관, 신경계에 걸쳐 몸 전체에 전방위로 작동한다. 택배 배달로 비유를 해보자. 마치 택배가 각 도시에서 분류소를 거쳐 다시 각 개인에게 배달되는 전 과정을 방해하는 것과 같다.

두 번째 하행 통증조절 경로는 가바(GABA, Gamma-Aminobutyric Acid) 및 글리신(Glycine)과 같은 억제성 신경전달물질이 척수 내 신경에서 방출되는 '등각 억제(Dorsal horn inhibition) 경로'이다.

이러한 신경전달물질은 통증을 감지하는 뉴런의 수용체에 결합하여 활동을 억제하고 통증을 감소시킨다. 마치 도착한 통증 택배 물건들의 이동을 담당하는 트럭의 배차 수를 줄여서 배달을 지연시키는 것이다.

세 번째 하행 통증조절 경로는 '하행 노르아드레날린 작용 경로(Descending noradrenergic pathway)'로, 뇌간의 뉴런에서 노르아드레날린(Noradrenaline)이 방출되어 척수로 내려간다. 그래서 통증을 감지하는 뉴런의 활동을 억제하고 염증 매개체의 방출을 조절한다. 이 방법은 처음 분류소에 도착한 통증 택배들에 송장을 부쳐 주지 않는 것과 같다.

네 번째 하행 통증조절 경로는 '하행 세로토닌 작동 경로(Descending serotonergic pathway)'로, 뇌간의 뉴런에서 세로토닌(Serotonin)을 척수로 내려보낸다. 이 뉴런들은 역시 통증을 감지하는 뉴런의 활동을 억제하고 염증 매개체의 방출을 조절한다. 이 역시 송장을 붙여 주지 않는 것처럼 작동하여 통증 택배가 통증으로 인지될 수 있는 감각의 전달을 방해하는 것이다.

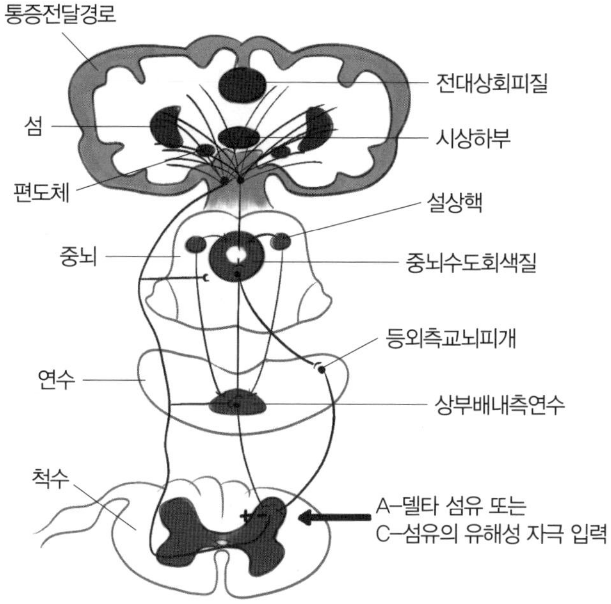

[그림 34] 하행 통증조절 경로

한 걸음 더

통증을 느끼지 못하는 뇌가 조절하는 통증

뇌는 주변 환경으로부터 받은 방대한 양의 정보를 처리하고 해석하는 것을 책임지는 인체의 주요 기관으로 여겨져 왔다. 우리의 감정과 경험의 설계자이자 의식과 사고의 센터이다. 그런데도 뇌 자체는 통증을 느끼지 못한다. 아이러니하게도, 뇌 자체는 통증을 느끼지 못하지만, 신체에서 오는 다양한 센서로부터 통증에 대한 인식을 조종한다.

뇌에는 수십억 개의 뉴런과 복잡한 네트워크가 있지만, 중추신경계에 통증 신호를 감지하고 전달하는 특수한 통증 수용체인 유해성 자극 신경 수용체는 없다. 그래서 뇌 자체는 통증을 느끼지 못한다. 이러한 이유로 각성 상태에서의 뇌 수술인 '의식화 개두술(Awake craniotomy)'이 이루어지기도 한다. 말 그대로 환자가 의식이 있는 상태로 두개골을 열고 뇌수술을 하는 것을 말한다.

2020년에 영국 잉글랜드 와이트섬의 오케스트라 단원으로도 활동한 53세의 다그마 터너(Dagmar Turner)는 바이올린을 연주하는 동안 뇌 수술을 받았다. 그녀의 오른쪽 전두엽에 종양이 자라고 있었고, 바이올리니스트인 터너는 이 종양을 제거하기 위해 뇌 수술을 받아야 했다. 문제는 수술 시에 미세한 운동 기술과 근육 움직임을 조종하는 것을 책임지는 영역에 손상을 입히면 그녀는 더 이상 곡을 연주할 수 없게 될 수도 있었다.

이러한 위험을 최소화하기 위해, 런던에 있는 킹스 칼리지 병원의 외과 의사들은 '의식화 개두술'을 시행했다. 미세 운동 조절 영역을 손상시키지 않는지 확인하기 위해 수술을 받는 동안 터너가 바이올린을 연주하도록 한 것이다.

외과 의사들이 조심스럽게 종양을 제거할 때까지, 터너의 바이올린 연주는 의료팀이 실시간으로 그녀의 운동 기능을 모니터하는 데 큰 도움을 주었다. 이 과정을 통해 외과 의사들은 그녀의 음악적 능력을 조절하는 뇌의 어떤 중요한 부분도 손상하지 않고 종양의 90%를 성공적으로 제거했다.

이렇듯 뇌 자체는 통증을 느끼지 못하는데, 통증을 인식하고 통증이 시작

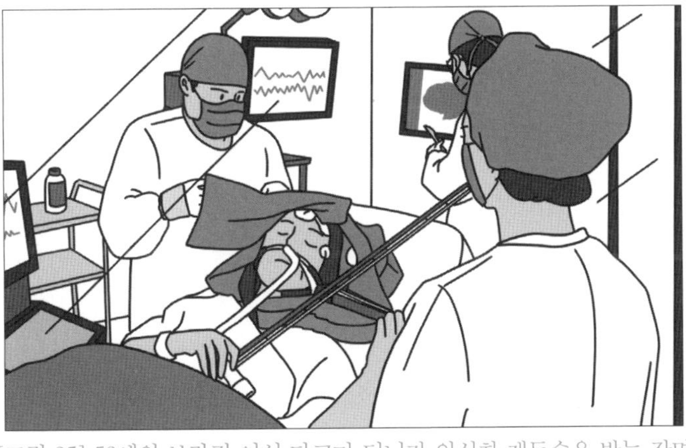

[그림 35] 53세의 브라질 여성 다그마 터너가 의식화 개두술을 받는 장면

되는 곳은 뇌라는 것이 참으로 아이러니하다. 마치 오케스트라의 지휘자처럼 스스로는 연주하지 않으나 개별 악기 파트를 원활하게 안내함으로써 음악을 만들듯이, 신체에서 오는 다양한 감각 입력으로부터 통증에 대한 인식을 만든다.

변연계는 어떻게 만성통증에 영향을 미치나?

변연계(Limbic system) 는 감정, 행동, 동기를 조절하는 뇌의 복잡한 구조 네트워크이다. 변연계를 구성하는 구조들은 조금씩 다르게 설명되기도 하나 일반적으로는 아래와 같다.

편도체(Amygdala) 편도체는 감정, 특히 두려움과 불안을 처리하는 데 관여한다. 또한 기억의 형성, 특히 충격적인 사건들과 관련된 것들에 관여한다.

해마(Hippocampus) 해마는 기억을 처리하고 저장하는 역할을 한다. 특히 장기 기억의 형성에 중요한 역할을 하며 공간탐색과 학습에 관여한다.

시상(Thalamus) 시상은 감각 정보를 처리하고 피질(Cortex)로 전달하는 중계 센터이다(통증 택배 분류 센터).

시상하부(Hypothalamus) 시상 아래에 있어 시상하부라 불리며, 배고픔, 갈증, 체온, 수면 주기를 포함한 광범위한 생리적 과정을 조절하는 데 관여한다. 또한 뇌하수체에서 호르몬의 방출을 조절하는 역할을 한다.

대상회(Cingulate gyrus) 대상회는 감정을 조절하고 통증 신호를 처리하는 것과 연관이 있다. 또한 의사결정에 관여한다.

기저핵(Basal Ganglia) 기저핵은 움직임을 조절하고 보상 기반 학습에 관련된 구조의 그룹이다. 또한 감정과 동기(Motivation)의 처리

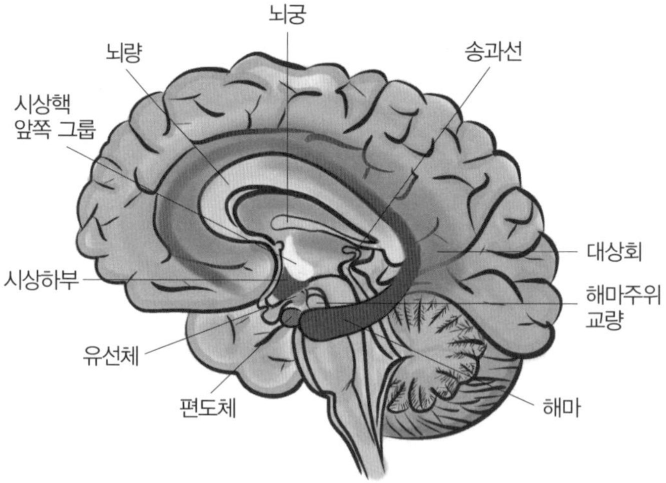

[그림 36] 변연계 구조

에 관여한다.

이렇듯 감정, 행동, 동기 부여, 운동 조절에까지 관여하는 이 변연계가 만성통증 형성과 연관성이 깊다. 변연계와 연관된 다른 중요한 구조는 섬(Insula)이다. 섬은 변연계와 연관되어 통증 신호를 포함한 신체의 감각 정보를 처리하는 역할을 한다.

또한 감정의 조절에 관여하며 통증의 주관적 경험 역할을 한다. 만성통증이 있는 사람의 경우 섬이 과민해져 통증 신호의 강도와 지속시간이 증가할 수 있다. 섬은 만성통증의 지속성에 기여할 수 있고 치료를 더 어렵게 만들 수 있다.

마지막으로, 변연계에 연관되어 활동하는 전전두엽피질(Prefrontal cortex)은 주의, 의사결정, 충동 조절에 관여한다. 만성통증이 있는 사람의 경우 전전두엽피질이 덜 활성화되어, 인지 기능이 저하되고 충동성이 증가할 수 있다. 이에 따라 만성통증 관리가 더욱 어려워지고 약물 남용, 중독 등 복합적인 질환의 발생을 야기할 수도 있다.

이렇듯 만성통증은 주의 집중, 의사결정, 충동 조절에도 영향을 미치며, 변연계와 연관해 감정적 변화가 통증의 변화로 연결되는 시스템을 만든다. 우리의 감정이 통증과 연결되고, 두려운 말이나 경험은 만성통증을 악화시키며, 수면의 질과 통증의 연관성이 깊은 것은 당연한 결과이다.

임상에서 만성통증 환자들을 치료하는 많은 의료인들이 간과하는 것이 바로 이 부분이기도 하다. 눈 한번 맞추지 않고, 거만한 말투의 고압적인 자세와 두려운 단어들을 섞어가며 만성통증을 가진 분들을 대할 때 그들의 통증은 좋아지기가 어렵다.

그리고 만성통증을 경험하고 있는 많은 분들이 정신적으로도 어렵다. 상당히 힘든 생활을 함께 겪고 있음은 쉽게 짐작할 수 있다. 이렇듯 만성통증은 인간을 감정적으로 무력화하고 동기 부여를 낮추는 삶의 패턴을 만든다. 미국 가정의학과 협회에서 만성통증 환자에게 권유하는 약이 항우울제인 것은 전혀 놀라운 일이 아니다.

건강한 뇌와 만성통증의 뇌

만성통증은 부상, 신경 손상, 염증을 포함한 다양한 요인에 의해 발생할 수 있다. 하지만 손상의 치료가 끝났음에도 불구하고 3~6개월 이상 통증이 지속되는 것이다. 이런 만성통증은 뇌 구조 자체를 변화시키는데, 시상이나 전전두엽피질 등 통증 처리에 관여하는 뇌 부위의 구조와 기능의 변화를 일으킨다.

만성통증에는 두통, 허리통증, 섬유근육통(Fibromyalgia) 등 여러 종류가 있으며, 각 통증 유형은 뇌에 영향을 미칠 수 있다. 만성통증이 특정 부위의 회백질 감소, 통증 처리와 관련된 특정 부위의 활동 증가 등 뇌에 여러 가지 변화를 가져올 수 있다는 사실은 이미 앞에서 여러 번 언급했다.

만성통증으로 인해 변화하는 뇌 부위들을 다시 한번 자세히 설명하면 이렇다. 변화를 일으키는 뇌 부위의 기능을 이해하면 만성통증의 증상과 기전을 더 이해할 수 있게 된다.

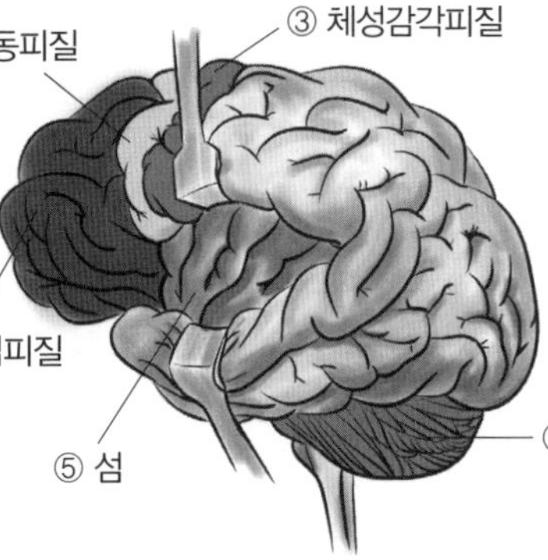

[그림 37]

① 전전두엽피질 전두엽피질은 의사결정, 주의력, 작업 기억과 같은 실행 기능을 담당한다. 만성통증은 전전두엽피질, 특히 배측전두피질(Dorsolateral prefrontal cortex)에서 회백질 부피의 감소와 관련이 있다. 회백질의 이러한 감소는 주의력, 의사결정 및 작업 기억의 어려움과 같은 인지적 장애를 초래할 수 있다.

② 운동피질 자발적인 움직임을 통제하는 뇌의 영역이다. 만성통증은 주로 뇌의 감각 및 감정 처리 영역의 변화와 관련이 있지만, 만성통증이 운동피질에 영향을 미칠 수도 있다.

만성적인 통증을 가진 사람들이 1차 운동피질에서 회백질의 부피가 감소하고 그 결과로 운동 학습 능력이나 가소성 능력이 줄어들게 되어 운동 장애 결손을 일으키게 된다.

③ 체성감각피질 체성감각피질은 촉각, 통증, 온도와 관련된 감

각 정보를 처리한다. 만성통증은 체성감각피질의 회백질 두께가 줄어들게 만든다. 이러한 구조적 변화는 통증에 대한 민감성을 증가시키게 된다.

④ 소뇌 소뇌는 운동 조절, 자세 조절, 균형 유지, 인지 기능에도 관여하는 뇌의 부위이다. 만성통증은 소뇌의 부피 감소를 유발할 수 있으며 이러한 부피의 감소는 주의력과 기억력 문제와 같은 인지적 결함뿐만 아니라 운동 기능과 균형의 손상에 영향을 준다.

⑤ 섬 섬은 감각적이고 감정적인 정보의 처리에 관여하는 뇌 영역이다. 만성통증은 섬의 기능적 변화를 증가시켜 불안, 우울증과 같은 정서적 장애가 발전하게 하고 통증을 증가시킨다.

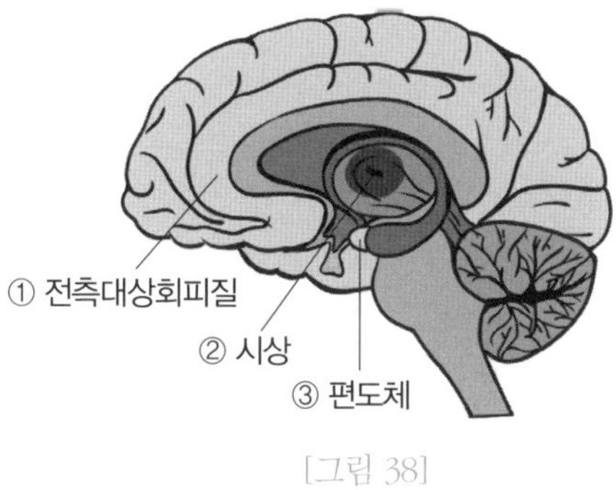

[그림 38]

① 전측대상회피질(ACC, Anterior cingulate cortex) 전측대상회피질은 통증 처리와 조절에 중요한 역할을 하는 뇌 영역이다. 주의력, 감정,

의사결정 등 광범위한 기능에 관여하며 만성통증으로 인해 역시 회백질의 감소가 일어나고 이 변화는 통증을 제어하는 기능의 약화를 가져와 통증이 증가한다.

② 시상 시상은 감각을 대뇌피질로 연결하는 문지기 역할을 한다. 만성통증은 시상의 회백질 감소를 초래하고 통증을 제어하는 신호를 제대로 인지하지 못하게 한다. 결과적으로 통증이 증가하도록 한다.

③ 편도체 편도체는 공포, 불안과 같은 감정의 처리에 관여한다. 만성통증은 편도체의 기능적 변화를 일으켜 공포, 불안, 통증의 감정을 과도하게 일으키게 된다.

해마 해마는 기억 형성과 회복에 관여한다. 만성통증은 해마의 회백질 부피 감소를 일으킨다. 이러한 변화는 공간 기억 능력을 떨어트리고, 통증을 뇌 다른 부위에 연결하는 기능 변화를 일으켜 통증을 증폭시킨다.

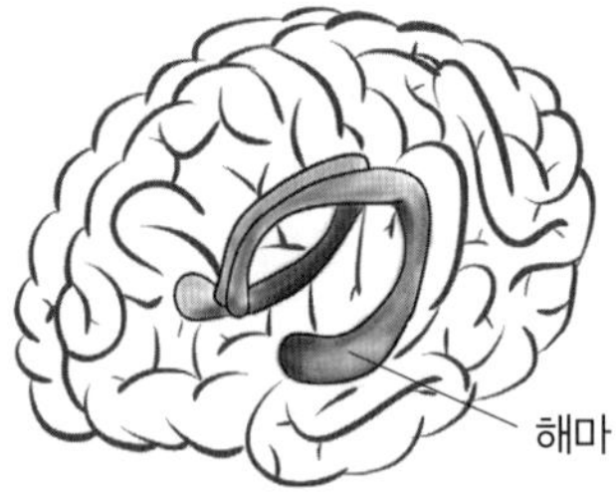

[그림 39]

만성통증은 소뇌와 전두엽피질, 섬과 같은 다른 뇌 영역 사이의 연결에도 영향을 미치며 이러한 변화는 통증에 대한 정서적 반응뿐만

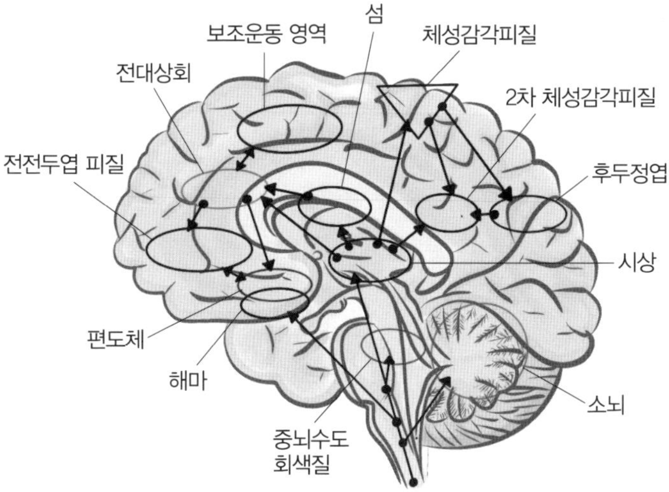

[그림 40] 만성통증이 뇌에 미치는 영향

아니라 통증 처리 및 인식의 변화를 초래하게 된다.

이와 같이 만성통증은 전방위적으로 뇌에 구조적이고 기능적인 영향을 미치게 되고, 점차 통증을 느끼는 신경로와 뇌 연결 부위들이 통증에 과도하게 작동하게 된다. 이것이 바로 통증의 과민적 중심화이고, 이 통증의 과민적 중심화는 감정적 스트레스와 같은 감각도 통증으로 인지되게 만든다.

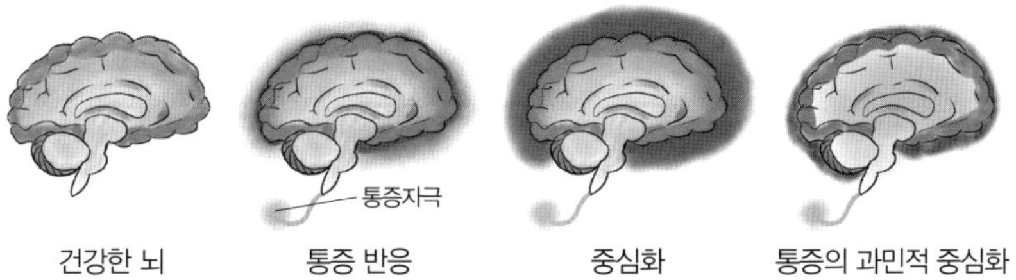

[그림 41] 건강한 뇌에 통증의 과민적 중심화가 발생하는 과정

만성통증의 뇌와 우울증의 뇌

만성통증의 뇌와 우울증의 뇌는 많은 부분에서 비슷한 변화를 겪는 걸로 알려져 있다. 통증 의학지에 발표된 연구에서 만성통증과 우울증을 가진 사람들의 전전두엽피질의 회백질 부피를 조사했다.

그리고 만성통증과 우울증을 가진 사람들이 건강한 대조군에 비해 전전두엽피질의 회백질 부피가 감소했다는 것을 발견했다. 즉, 만성통증과 우울증이 전전두엽피질에 영향을 미친다는 것을 시사하고, 정서적, 인지적 증상에 영향을 미친다는 것이다.

신경 정신 약리학에 발표된 연구는 만성통증과 우울증을 모두 가진 사람들의 편도체 구조와 기능의 변화를 조사했는데, 만성통증과 우울증 모두를 가진 사람들이 건강한 대조군에 비해 편도체의 구조와 기능에 변화를 보인다는 것을 발견했다.

특히, 편도체와 전전두엽피질 간의 기능적 연결성이 떨어짐을 찾아냈다. 즉, 만성통증과 우울증 모두 감정 처리의 어려움을 겪는 사실을 보여준다.

또 다른 연구 발표를 보면 만성통증을 가진 사람들의 전전두엽피질(Prefrontal cortex)과 전두피질(Frontal cortex) 등의 영역에서 회백질 부피가 감소했으며 우울증을 가진 뇌에서 역시 같은 변화가 발견되었다. 이러한 발견은 만성통증과 우울증 사이에 공유된 신경 메커니즘이 있을 수 있다는 것을 밝힌 것이다.

마지막으로 만성통증과 우울증을 가진 환자들의 여러 뇌 영역 회백질 부피를 조사했다. 결과는 만성통증과 우울증을 가진 환자들이 건강한 대조군에 비해 전전두엽피질, 해마, 전측대상회피질, 섬의 회백질 부피가 감소했다는 것을 발견했다. 즉, 만성통증과 우울증이 감정과 감각 처리에 관련된 여러 뇌 영역에 걸쳐 모두 영향을 미칠 수 있음을 시사한다.

정리를 하면 이렇다. 만성통증과 우울증을 가진 사람의 뇌에서 겪는 변화가 비슷하며, 비슷한 신경로 네트워크를 가진 것으로 보인다. 마음이 아픈 우울증과 몸이 아픈 만성통증은 어쩌면 쌍둥이 같은 것일지도 모른다.

통증 진정 효과와 해열 효과가 있는 아세트아미노펜 성분이 있다. 타이레놀이 이 성분으로 만들어진 약이다. 이 약을 함께 즐기는 공놀이에서 제외된 사람에게 복용하게 했다. 즉, 사회적으로 '왕따'를 당하는 듯한 상황을 만들고 그런 '사회적 통증', 즉 마음의 통증을 겪는 실험군에 복용하라고 했다.

결과는 이 약을 먹은 사람들이 '사회적 왕따'로 느끼는 감정적 통증이 덜해졌으며, 그런 '왕따' 상황을 덜 위협적으로 느끼게 된다는 것이다.

미국 가정의학과 협회에서 권유하는 만성 허리통증 환자에게 처방하는 약의 종류들을 보면 더 놀랍다. 만성 허리통증이므로 처음에는 비스테로이드성 항염증제나, 아세트아미노펜, 근육이완제 등을 처방하나(즉, 신체를 치료하는 약을 처방하나) 큰 효과가 없으면, 마음을 치료하는 항우울제 처방을 원칙으로 한다. 이렇듯 우리의 몸과 마음은 통증에 있어서 서로 긴밀하게 연결되어 있다.

뇌가 불을 끄고 있으면 통증을 인식하지 못할까?

만성통증은 뇌의 구조적이고 기능적인 문제와 연관이 깊다고 언급했다. 그리고 난 만성통증은 '학습된 기억의 오류'라고 설명한다. 그렇다면, 의식이 없는 혼수상태인 '코마(Coma)'의 경우 통증을 감지할 수 있을까? 뇌가 몸에서 올라오는 '자극들'을 통증으로 인식할 능력이 없다면 통증을 감지하지 못하고 그로 인해 통증을 느끼지 못해야 내가 앞에서 설명한 것들이 맞게 된다.

사람이 의식이 없을 때는 외부 자극에 반응하지 않을 수 있다. 혼수상태가 장기간 지속된다면 자극에 반응하지 않고, 자극에 반응하지 않으면 그 자극이 우리 몸에 위험한지 아닌지를 감지할 수 없다. 그러면 위험하다고 인지하는 자극을 통증으로 인식하는 그 작동이 뇌에서 일어나지 않을 것이므로 통증을 느끼지 못해야 한다.

2020년 발표된 '의식 장애의 통증 인식(Pain perception in disorders of consciousness)' 메타분석 연구의 내용을 보자. 이 연구는 의식장애 환자의 통증 지각을 조사하는 22개의 연구를 검토하고 분석했다.

유해한(고통스러운) 자극에 대한 뇌의 반응을 평가하기 위해 기능적 자기 공명 영상(fMRI, functional Magnetic Resonance Imaging)과 뇌파 촬영 장비(EEG, Electroencephalography)를 사용했다.

결과는 이렇다. 의식 장애를 가진 일부 환자들이 건강한 사람들에게서 관찰되는 것과 유사하게, 유해한 자극에 반응하는 뇌 활동을 보인다는 것을 발견했다. 즉, 통증 처리와 관련된 뇌 영역들인 1차 및 2차 체성감각피질, 섬 및 전측대상회피질과 같은 영역들이 활성화된 것이다.

통증 처리에 관련된 영역이 활성화된다면 의식 장애 '코마' 상태에서도 통증을 인식하는 것 아닐까 하는 결과를 기대할 수도 있지만 연구 논문 저자들의 생각은 달랐다.

결론은 통증 자극에 대해 단지 반응만 할 뿐이라는 것이다. 즉, "통증에 대한 의식적인 인식은 주의력, 기억력, 감정 처리와 같은 다양한 고차원적 인지 과정의 통합이 필요하다고 생각되며, 이는 의식 장애가 있는 환자에서 손상될 수 있음"이라고 설명했다.

이렇게 생각해보자. 오케스트라에서 각각의 악기가 연주되어 아름다운 음악을 만든다. 하지만 각각의 악기 자체를 음악이라고 부르지 않는 것과 같다. 각각의 악기가 내는 자기 파트만의 소리를 오케스트라 음악이라고 여기지 않는다는 것이다.

오케스트라가 곡을 연주할 때 건강한 사람들은 듣고 있는 것이 '음악'이라고 분명히 인식하지만 혼수상태에 있거나 의식 장애가 있는 사람들에게는 각각 악기의 소리를 몇 개 인식할 뿐 '음악'으로 들리지 않는다는 것이다. 연구를 하나 더 살펴보자.

허리 미세 절제 수술(Lumbar microdiscectomy surgery)을 받은 만성 허리통증 환자 70명에 대한 연구가 있다. 환자들은 수술을 위해 전신마취 또는 국소 마취를 받도록 무작위로 배정되었다. 수술 후, 환자들에게 수술 전, 수술 후 1개월, 3개월, 6개월에 걸쳐 통증 및 일상생활 장애 정도를 물었다.

결과는 전신마취를 받은 환자들이 국소마취를 받은 환자들에 비해 수술 6개월 후 통증 강도와 통증 관련 장애가 많이 감소한 것으로 보고했다. 즉, 수술이 진행되는 과정에서 느끼는 긴장, 초조, 공포와 같은 의식적 경험을 할 수 없었던 전신 마취 그룹에서 6개월 후 통증의 정도가 그 반대의 경험을 할 수 있었던 국소마취 그룹보다 훨씬 낮게 보고 된 것이다.

어쩌면 뇌가 불을 끄고 있으면 우리는 통증을 인식하지 못할지도 모른다. 그렇다면 잠시라도 뇌 활동을 고요하게 억제하는 것도 만성 통증을 관리하는 데 도움이 될 수도 있을 것이다.

4장

통증 치료법

허리통증이란

이 책은 만성 허리통증 관리법에 관한 책인데 인제야 허리통증에 대해 논하게 되었다. 허리통증은 허리에 통증이 있는 것이니 통증을 이해하는 것이 먼저 설명되어야 하기 때문이다. 만성통증은 앞에서 설명한 것처럼 여러 가지 다양한 요인들이 관여된다는 것을 먼저 이해해야만 만성 허리통증 관리에 다다른다.

허리통증은 갈비뼈와 골반 사이에 위치한 척추의 하부 부위인 요추 부위에 불편함이나 통증을 느끼는 것이다. 즉, 일반적으로는 허리 부위가 아픈 것으로 일컬어진다.

하지만 허리통증과 관련된 신체 부위로는 요추, 골반, 엉덩이 등을 포함하며 엉덩이, 허벅지 또는 다리와 같은 신체의 다른 부분으로 전파되는 방사통이 있는 경우도 포함하는 것이 맞다고 본다. 또한 다리 저림, 얼얼함, 다리나 발에 힘이 빠지는 등의 신경학적 증상을 동반하기도 한다.

허리통증은 많은 사람이 경험하는 흔한 질환이다. 최대 80%의 사람들이 살면서 어느 시점에 허리통증을 경험한다고 보고된다. 즉, 누구나 살면서 한 번쯤은 경험하는 것으로 이해하면 된다. 그렇기에 만성 허리통증의 사회적, 경제적 영향은 상당하다.

다른 만성통증과 같이 만성 허리통증은 심하면 일을 못 하게 되는 주요 원인 중 하나이며 개인의 생산성 저하와 소득 손실을 초래하기도 한다. 또한 전반적인 삶의 질 저하로 이어질 수 있고 사회적인 관계에도 큰 영향을 미칠 수 있다.

허리통증은 남성보다 여성에게 더 흔하며 일상생활에 영향을 주는 장애의 측면에서 봐도 허리통증은 전 세계적으로 주요 원인이다. 45세 미만 젊은 사람들에게도 장애의 주요 원인이 된다고 보고된다. 물론 노인들에게도 장애의 중요한 원인이다(넓은 의미의 장애는 신체적, 정신적 기능 이상으로 인해 일상생활이나 사회생활을 못 하는 것을 말한다). 만성 허리통증 자체가 장기적인 장애를 초래할 수 있으며, 특히 만성 허리통증의 경우 이동성에 상당한 제약을 주게 되어 일상생활에 큰 영향을 미친다.

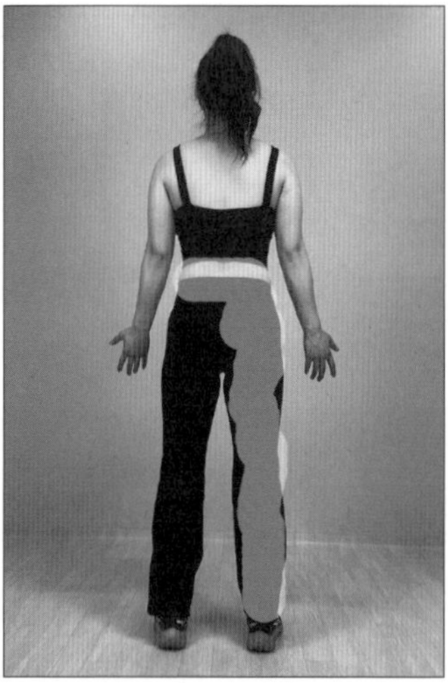

[사진 8] 허리통증

명상을 통한 통증조절

명상은 정신적으로 명확하고 감정적으로 평온한 상태를 이루기 위해 특정한 대상, 생각 또는 활동에 마음을 집중시키는 연습을 말한다. 명상에는 판단 없이 현재의 순간에 주의를 기울이는 마음 챙김 명상, 깊은 이완 상태를 이루기 위해 주문이나 단어를 반복하는 초월 명상 등 다양한 종류가 있다.

명상은 만성 허리통증에 어떻게 도움이 될까? 기본적으로 명상은 뇌가 통증 신호를 처리하는 방식을 바꾸고 만성 허리통증에 기여할 수 있는 스트레스와 긴장을 줄이는 데 도움을 준다고 알려져 있다.

일단, 명상과 통증의 관계를 이해하기 위해서는 우리 뇌의 디폴트 모드 네트워크(DMN, Default Mode Network)에 대해 조금 알 필요가 있다.

디폴트 모드 네트워크는 개인의 마음이 외부 세계나 특정 과제에 집중하지 않고 휴식을 취할 때 활성화되는 뇌 영역의 네트워크이다. 쉽게 말해 뇌가 쉬는 상태이다. 즉, 멍한 상태이거나 몽상에 빠져 있는 상태를 말한다.

그런데 일반적 생각과는 달리 뇌가 디폴트 모드 네트워크 하에 있으면 통증은 더 증가한다는 연구 보고가 많다. 우리가 가만히 쉬기만 하면 오히려 뇌에서 우리 스스로에 대한 인식, 즉 자기 인식이 강해지고 결과적으로 현재 느끼는 통증에 더 민감해진다는 것이다.

마음챙김 명상을 할 때 우리 뇌는 디폴트 모드 네트워크의 활동을 억제하여 통증을 경감시키는 것으로 밝혀졌다. 마음챙김 명상 시 명상을 하는 사람은 자신의 호흡이 어떻게 몸으로 들어오고 나가는지를 마음속으로 따라가거나, 촛불을 바라보며 촛불에만 집중하는 등의 형태로 명상을 행한다. 이때 자기 생각이나 감각을 좋거나 나쁘다고 딱지를 붙이는 것이 아니라 단순히 그것들이 있다는 것을 알아차릴 뿐이다.

예를 들어, 만성통증이 있는 환자가 나무 그늘에 앉아서 멍하니 쉬는 것보다, 나무에 물을 주고 잔가지를 쳐주는 등의 조경 활동에 집중하는 것이 통증조절에 더 효과적인 것이다.

제이단(F. Zeidan) 연구팀이 2020년에 발표한 연구에서 마음챙김 명상의 통증 완화 효과의 기초가 되는 신경 메커니즘을 조사했다. 연구에서, 참가자들은 기능적 자기 공명 영상(fMRI) 뇌 영상을 받는 동안 통증을 느낄 정도의 열 자극을 받았다. 그리고 참가자들에게 열 자극 전후에 마음챙김 명상을 실시하게 했다.

마음챙김 명상 후 뇌의 디폴트 모드 네트워크(DMN)를 포함한 통증 처리와 관련된 영역의 뇌 활동 변화, 통증 강도와 불쾌감의 정도 변화를 측정했다. 연구 결과, 마음챙김 명상은 통증 강도와 불쾌감을 감소시켰으며, 이러한 변화는 감각 처리 및 감정 조절과 관련된 디폴트 모드 네트워크 활동 감소 및 뇌 영역의 활동 증가와 관련이 있는 것으로 나타났다.

하지만 명상을 통한 효과가 내인성 아편 유사제 시스템의 효과인지는 밝히지 못했다. 쉽게 말해서 마음챙김 명상이 엔도르핀 같은 자연적인 통증 완화 화학 물질을 방출하는지 아직 확실하지 않다. 즉, 마음챙김 명상의 통증 완화 효과는 신체의 자연적인 통증 완화 메커니즘에만 의존하는 것이 아니라 감정을 처리하는 편도체의 변화를 포함한 뇌 신경로 연결성의 변화로 인해 일어날 수 있다는 것이다.

도수치료를 통한 통증조절

도수치료에는 많은 종류가 있다. '뚜두둑' 소리가 나는 '관절 교정(Joint manipulation)', 그것보다 훨씬 부드러운 형태로 관절을 움직이는 '관절 가동술(Joint mobilization)', 연부조직의 긴장을 조절하는 '마사지(Massage)', 근막의 제한을 경감시키는 '근막 조정술(Myofascial release)'이 있다.

또한 내장기의 신체적 반사를 이용하는 '내장기 도수치료(Visceral manipulation)', 신경의 유연성을 만드는 '신경 가동술(Neurodynamics)' 등이 있다. 도수치료 자체는 아주 큰 영역이며, 다 배우려면 상당한 시간과 경험이 요구되는 기술들이다.

그중 이 책에서는 스스로 할 수 있는 간단한 관절 가동술 위주로 설명하려고 한다. '뚜두둑' 소리를 내는 교정이 관절 가동술의 단계 5라고 한다면 내가 지금 얘기하는 관절 가동술은 1~3단계 정도로 더 부드러운 방법을 말하는 것이다. 부드러운 방법이므로 당연히 훨씬 위험도가 낮으며 안전하게 시행할 수 있다.

발사자드(P. Balthazard) 연구진이 발표한 연구를 보자. 만성 허리통증 환자를 대상으로 두 그룹으로 나누어 무작위 대조 실험을 했다. 그룹 A는 관절 가동술과 마사지(연부조직 이완 기술)를 포함한 치료를 받았고, 플라세보 그룹인 그룹 B는 초음파(Ultrasound)와 단파(Short-Wave) 치료를 받았는데 이때 사실은 전원을 끄고 실시했다. 작동하지 않는 초음파와 단파 치료기를 사용한 것이다.

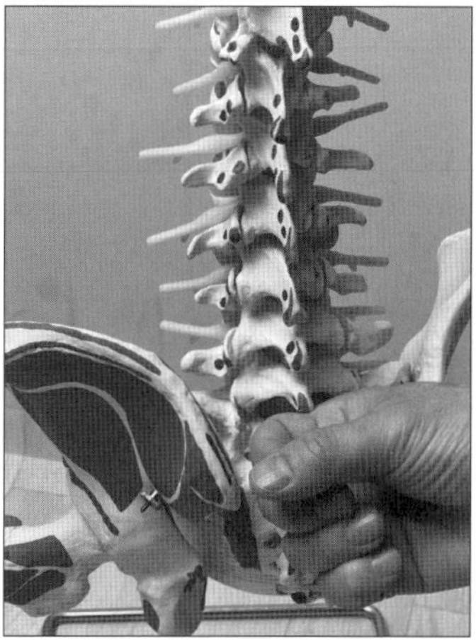
[사진 9] 도수치료

기간은 6주였으며, 참가자들은 일주일에 1회씩 치료를 받았다. 두 그룹 모두 6주 치료 기간이 끝날 때 평가되었다. 연구 결과 관절 가동술과 마사지를 받은 그룹 A가 플라세보 치료를 받은 그룹 B에 비해 통증과 기능 장애가 현저히 감소했으며, 삶의 질 평가에서도 유의미한 향상을 보인 것으로 나타났다.

도수치료는 말 그대로 손을 대고 치료하는 것이다. 사실 인간의 터치 자체가 치료적이다. 인간의 터치는 신체의 자연적인 통증 완화 화학 물질인 엔도르핀의 방출을 활성화하고 이 엔도르핀은 뇌의 내재성 마약 수용체와 결합하여 통증을 경감시킨다. 또한 세로토닌, 도파민과 같은 신체의 다른 화학 물질의 방출을 활성화해 통증 제어 시스템을 도와 통증을 감소시킨다.

교감신경과 부교감신경 그리고 호흡을 통한 통증조절

우리 몸에는 자율신경계라는 것이 있다. 자율신경계는 심장, 폐, 소화기관, 땀샘과 같은 신체의 많은 내장 기관과 분비샘의 기능을 조절하는 우리 몸 신경계의 한 부분이다. 무의식적으로 작동하는데, 무의식적으로 작동한다는 의미는 우리가 의식적으로 그것의 활동을 통제할 수 없다는 것을 의미한다.

자율신경계를 이루는 교감신경계와 부교감신경계는 신체의 균형과 항상성을 유지하기 위해 함께 작용한다. 교감신경계는 '싸움 또는 도주' 반응을 담당하며, 이는 신체가 인지된 위협에 대응하여 행동을 준비하도록 한다. 심장 박동수를 증가시키고, 동공을 확장하며, 혈압을 증가시키고, 더 많은 혈류를 근육과 뇌로 유도하기 위해 소화를 느리게 한다.

길을 가다가 동물원에서 탈출한 호랑이를 만났다고 가정해보자. 우리에게는 두 가지 선택밖에 없다. 도망가든지 싸우든지. 물론 대부분은 도망갈 것이지만 말이다. 도망가기 위해 우리는 근육으로 많은 혈류량을 보내 근육을 빠르고 강하게 움직여야 한다.

그러기 위해서 심장 박동수를 높이고 혈압을 증가시켜 혈류량을 늘리고 더 많은 혈류를 근육으로 보낼 수 있는 것이다. 호랑이의 움직임을 직시해야 하니 동공이 확장될 것이다. 도망가고 있는 순간에는 당연히 '밥을 먹고 싶다'라는 생각이 들지 않을 것이므로 소화기관의 기능은 활발해지지 않는다.

반면 부교감신경계는 에너지를 보존하고 이완을 촉진하는 '휴식과 소화' 반응을 담당한다. 또한 심박수를 늦추고, 동공을 수축시키고, 혈압을 낮추며, 소화를 촉진한다.

나를 위협하던 호랑이가 구급 대원들에게 눈앞에서 잡히고 나면 그

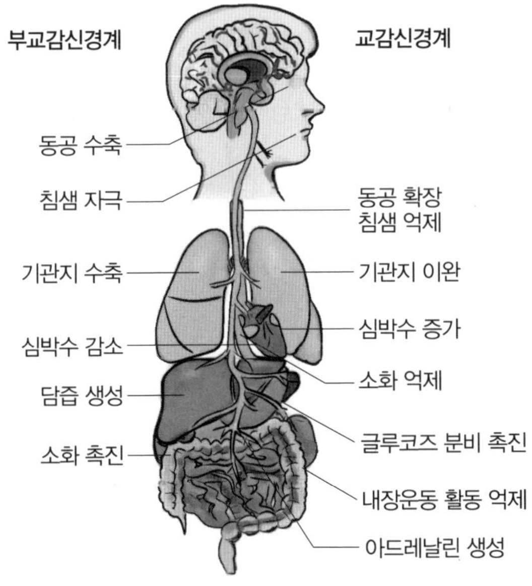

[그림 42] 자율신경계

제야 우리는 "휴"라고 숨을 내쉬며 안정을 취하게 된다. 근육에 더 이상 혈류량을 많이 보낼 이유가 없으므로 심장 박동은 느려지고, 열심히 도망가느라 사용한 에너지 덕분에 배가 고프다는 것을 느끼고 쉬면서 음식을 먹고 싶어진다.

만성통증을 가진 분들에게 문제는 교감신경계가 과하게 활성화되어 있다는 것이다. 그로 인해 증가한 심장 박동수와 혈압, 땀, 불안, 우울증과 같은 다양한 신체적, 심리적 증상을 초래할 수 있다(호랑이가 계속 쫓아 오고 있다고 생각해보자).

교감신경계가 과하게 활성화된 경우 통증을 악화시키는 사이토카인(Cytokine)과 같은 염증성 물질을 몸에서 계속 방출하게 하여 염증성 통증의 악화를 초래하게 된다. 그러므로, 만성 관절염이 있는 환자들의 경우 신체적 치료뿐만 아니라 정서적 안정이 절대적으로 필요하다.

반면 부교감신경계는 교감신경의 과한 활동을 억제하고 이완과 치유를 촉진하는 데 도움을 줄 수 있다. 부교감신경계가 활성화되면 심박수, 혈압, 염증을 감소시키고, 통증관리와 회복에 도움을 줘 휴식과 소화 기능을 촉진할 수 있다.

당연하게도 그렇다고 해서 항상 부교감신경계만 활성화되어 있어서도 안 된다. 상황에 맞게 교감신경계와 부교감신경계가 균형을 맞추어 우리 몸에서 활동을 해줘야 하는 것인데 문제는 교감신경계의 우위가 장기간 지속되는 것이다.

교감신경계가 활성화되면 통증 감수성을 높이는 데 기여하는 여러 화학 물질이 방출된다(호랑이가 쫓아 오거나, 직장에 호랑이 같은 상사가 있다고 생각해보자).

노르아드레날린(Noradrenaline) 이 화학 물질은 척수 수용체에 작용해 통증 감수성을 높인다.

히스타민(Histamine) 이 화학 물질은 면역세포에서 방출되며 염증과 통증에 영향을 미친다.

물질 P(Substance P) 이 화학 물질은 통증 신호 전달에 관여하는 신경전달물질이다. 즉, 통증을 더 잘 전달한다.

프로스타글란딘(Prostaglandins) 이 화학 물질은 염증 반응에 관여한다. 다쳤을 때 관절이 붓는 것과 통증의 원인이 된다.

류코트리엔(Leukotrienes) 이 화학 물질은 염증 반응에 관여하며 역시 통증과 붓기의 원인이 될 수 있다.

교감신경이 과활성화되면 이 모든 화학 물질들이 분비돼 통증을 더 쉽게 감지하게 된다.

또한 교감신경계가 과하게 활성화되면 근육의 긴장성을 일으킬 수 있다. 노르아드레날린과 같은 특정 화학 물질의 방출이 긴장과 수축성을 증가시키기 때문이다.

그래서 교감신경계의 과한 활동성이 지속되면 근육에 연결된 신경섬유를 자극하고 결과적으로 근육의 긴장성을 지속해서 일으킨다. 지속된 근긴장은 우리 뇌가 '위험'하다고 인지하고 통증으로 해석되어 버릴 수 있는 것이다.

교감신경계가 과한 흥분 상태일 때 부교감신경계가 적절하게 과한 흥분을 억제하면 반대의 반응이 나타난다. 부교감신경계는 '휴식과 소화' 반응을 담당한다.

부교감신경계는 아세틸콜린(Acetylcholine)이나 엔도르핀 같은 특정 화학 물질을 방출할 수 있는데, 이때 척수의 통증 수용체에 작용함으로써 통증의 감수성을 감소시키게 된다.

아세틸콜린(Acetylcholine) 이 화학 물질은 부교감신경계에서 분비되는 신경전달물질로 척수의 수용체에 작용해 통증 민감도를 낮춘다.

엔도르핀(Endorphin) 이 화학 물질은 통증이나 스트레스에 반응하여 신체에서 방출하는 통증 완화 화학 물질이다.

혈관 활성 장내 펩티드(VIP, Vasoactive Intestinal Peptide) 이 펩티드는 신경전달물질이며 염증과 통증 완화 특성이 있다. 면역세포에 작용해서 염증을 일으키는 분자의 방출을 감소시킨다.

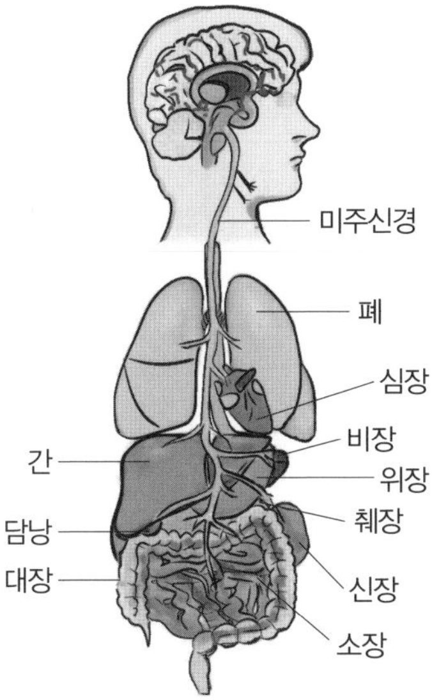

[그림 43] 미주신경의 경로

자, 그러면, 부교감신경계의 활성을 도우면 통증을 감소시킬 수 있다는 결론에 이른다. 그런데 이 부교감신경의 거의 80%를 차지하는 신경이 하나가 있는데 바로 미주신경(Vagus nerve)이다.

미주신경은 뇌간에서 시작하여 얼굴과 흉부를 거쳐 복부로 이동하는 아주 긴 뇌신경이다. 길이가 긴 만큼 후두, 인두, 식도, 폐, 심장, 그리고 위를 포함한 다양한 기관과 구조물에 연관되며 얼굴과 목구멍의 근육까지 조절할 정도로 그 기능이 아주 다양하다.

미주신경의 활성화는 우울증, 불안, 만성통증, 심장병, 염증성 질환, 심지어 비만과 같은 다양한 조건에서 잠재적인 치료 효과가 있는 것으로 보고된다.

부교감신경의 활성화는 이 미주신경의 활성화 방법과 닿아 있다고 해도 과언이 아니다. 미주신경을 활성화하는 방법으로는 심호흡법, 찬물 샤워처럼 차가운 온도에 노출하기, 요가/명상 등의 방법이 있는데 우리가 가장 손쉽게 할 방법은 호흡법이라고 할 수 있겠다.

원심성 수축 움직임을 통한 통증조절

우리가 근육을 수축할 때 크게 세 가지 방법이 있다. 첫 번째는 등척성 수축(Isometric contraction)이라 불리는 방법으로 근육의 길이는 변하지 않고 유지되면서 힘을 발생시킨다. 즉, 근육이 붙어있는 관절의 움직임이 보이지 않는 것이다. 예를 들면, 플랭크 동작을 하는 것이다. 이 경우 몸의 관절들은 움직임이 없으나 플랭크를 유지하기 위해 근육은 수축하고 있다.

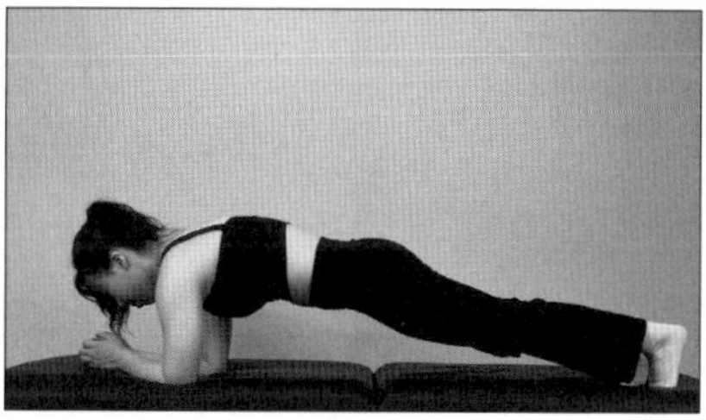
[사진 10] 등척성 운동의 예 : 플랭크 동작

두 번째는 구심성 수축(Concentric contraction)으로 근육이 길이가 짧아지는 동안 힘을 발생시키는 경우를 일컫는다. 예를 들면 [사진 10] 처럼 이두근이 짧아지면서 덤벨을 드는 것이다.

마지막으로 원심성 수축(Eccentric contraction)이 있다. 원심성 수축에서는 근육이 늘어나는 동안 힘을 발생시킨다. 즉, 위에서처럼 이두근을 짧게 만들면서 들었던 덤벨을 '천천히' 내리면 근육의 길이는 길어지면서 덤벨의 무게를 견뎌야 하므로 근육은 다시 힘을 발생시켜야 한다.

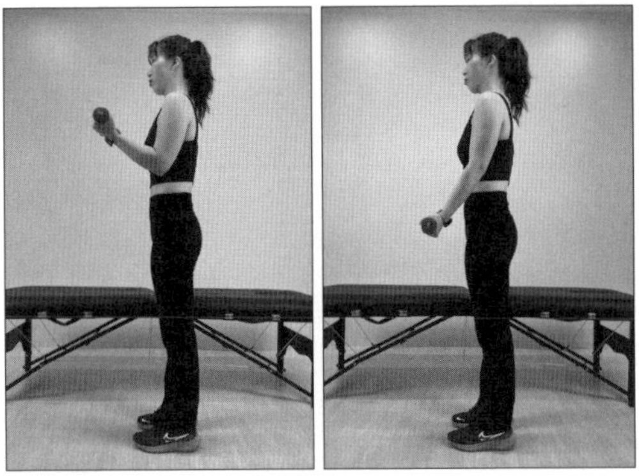

[사진 11] 구심성 수축(좌)과 원심성 수축(우)

린(Y.L. Lin) 연구팀의 메타분석 연구를 보자. 284명의 참가자를 분석한 결과 원심성 수축(근육의 길이가 길어지면서 힘을 발생시키는)으로 치료한 그룹이 구심성 수축(근육의 길이가 짧아지면서 힘을 발생시키는)으로 치료한 그룹보다 통증 치료에 더 효과적이라는 것을 밝혀냈다.

이때, 원심성 수축은 몇 가지 원칙을 따라야 한다. 첫 번째, 원심성 운동을 시킬 때는 부하를 점진적으로 올려야 한다(처음부터 강하게 하면 안 된다는 것이다). 두 번째, 원심성 운동을 할 때 무게를 정하는 기준은 환자가 편하게 느끼는 정도로, 운동 중 통증이 증가하지 않는 정도여야 한다.

세 번째, 천천히 운동을 시행해야 한다. 연구 논문에서는 어깨의 힘줄 부상의 재활을 대상으로 해서 3초를 권유했으나, 허리의 경우 5초 정도가 맞다고 난 생각한다. 네 번째, 최대한 통증이 없는 움직임 범위 내에서 시행하라는 것이다. '5장 통증 치료 실전편'에서 위의 네 가지 원칙을 기반으로 허리와 주변 근육에 대한 원심성 운동을 소개할 것이다.

근막의 긴장도 조절을 통한 통증조절

근막은 근육과 신체의 다양한 구조를 둘러싸고 있는 결합 조직이다. '근막'이라는 이름 때문에 '근육의 막'으로만 잘못 이해되는 경우가 많은데, 사실 근막은 근육뿐 아니라 내장 기관, 신경, 혈관 및 뼈와 같은 다양한 신체 부위를 둘러싸고 있으며 그 구조물들을 보호하고 지지하는 섬유질로 구성된 결합 조직이다.

기본적으로 세 가지 층(Layers)으로 구성되어 있다고 보면 되는데, 표면 근막은 피부 아래 위치하고 심부 근막은 각각의 근육을 둘러싸면서 동시에 근육 그룹을 둘러싸고 있다. 즉, 근육 하나하나를 둘러싸면서 근육 시스템 전체를 다시 둘러싸고 있으니, 실제로는 근육 사이 사이를 연결해주는 역할도 한다.

내장 근막은 심장, 폐, 복부 장기 같은 내부 장기들을 둘러싸서 장기들이 부착되어 있게끔 지지하고 보호한다. 그 외에 머리의 두개골을 둘러싸고 뇌를 둘러싸고 있는 뇌막과도 연결성을 가진다. 말 그대로 우리 몸은 근막에 의해 지지가 되고 있다고 해도 과언이 아니다.

우리가 자세를 유지하며 중력에 대항해 서 있을 때 가장 중요한 구조물은 뼈들이 아니라 바로, 이 근막 시스템이다. 근막이라는 조직의 특성은 다음과 같다.

1. 탄력성(Elasticity) 근막은 근육들을 둘러싸고 있다. 근육이 수축과 이완을 반복할 때 움직여줘야 하므로 탄력성이 있다.

2. 점성(Viscosity) 더 자세히 말하면 점탄성(Viscoelasticity)이다. 점탄성은 탄성이 있으나 그 탄성이 마치 고체와 액체의 중간 같은 성질이다(끈적한 고무줄처럼 생각하면 된다). 그러다 보니, 느리고 일정한 압력을 받을 때는 액체처럼 행동하고, 갑작스럽거나 강한 압력을 받을 때는 고체처럼 행동한다.

3. 콜라겐(Collagen) 근막은 주로 콜라겐 섬유로 구성되어 조직에 힘과 안정성을 제공한다.

4. 기저 물질(Ground substance) 근막은 또한 윤활과 충격 흡수를 제공하는데 젤(Gel)과 같은 물질을 포함하고 있다.

5. 신경(Nerves) 근막은 감각 신경을 가지고 있는데, 주로 긴장과 압력의 변화를 감지하는 감각 신경과 통증을 인지하는 유해성 감각 신경들이 많이 분포되어 있다.

어려운 말들이라 다시 쉽게 설명해보자. 신선한 닭으로 만든 치킨을 먹는 때를 상상해보자. 살점을 뜯을 때 살점들 사이로 치즈처럼 끈

적하게 늘어나는 것을 볼 수 있다([그림 44] 참고). 그것이 근막이다.

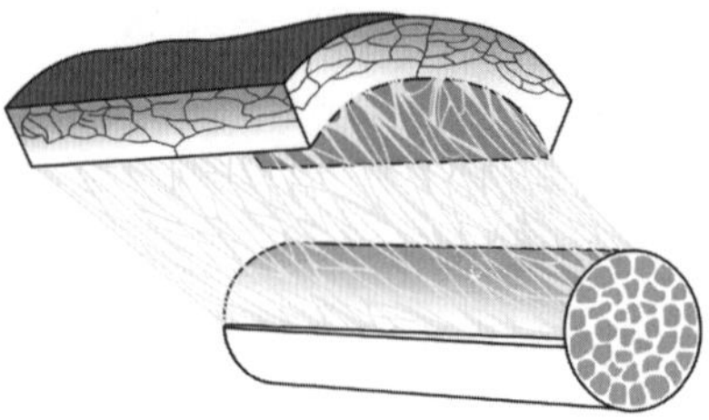
[그림 44] 근막의 예

이 근막은 고무줄 같은데 그 고무줄이 끈적한 젤로 만들어져 있다고 보면 된다. 그런데 이 고무줄이 거미줄처럼 조밀하게 만들어져 있어서(콜라겐 섬유가 십자 형태로 되어 있다) 우리 몸을 피부에서 안쪽 내장까지 모두 둘러싸고 있다.

그리고 이 거미줄에는 신경이 붙어있어 뇌 쪽으로 정보를 전달한다. 주로 우리 몸의 긴장 상태, 현재 어떤 자세로 있는지, 그러한 것들이 우리 몸에 '유해'한지 아닌지를 전달하는 신경 전깃줄들이 붙어있는 것이다. 그야말로 우리 몸은 '근막 거미줄'이라 해도 과언이 아니다.

문제는 이 근막이 액체도 고체도 아닌 특성이라는 것이다. 근막을 충분히 움직여 주면 액체의 성질을 가지고 우리 몸을 더 유연하게 지지하나 움직이지 않으면 고체처럼 굳어 버리고 싶어 하는 특성이 있다. 왜 한 동작으로만 움직이고 같은 자세를 유지하는 것이 얼마나 무서운 말인지 이제 이해할 수 있을 것이다.

고체의 성질을 더 갖게 되면 거기에 붙어있는 전깃줄인 신경이 뇌로 이 정보를 전달하고 우리 뇌는 그런 상태를 유해하다고 판단하며 '위험'하다고 인지한다. 바로 이 상태가 우리 몸이 통증을 느끼게 되는 과정이다.

그렇다면 이 근막을 잘 움직여 줘야 하는데 문제는 근막은 스스로 움직일 수는 없다(운동 신경이 붙어 있지 않다). 하지만 근막은 근육을 둘러싸고 있으니, 동작을 다양하게 만들어주면 근육의 움직임이 근막의 움직임을 만들어주게 된다.

실제로는 함께 움직이는 것에 가깝다. 그렇게 하면 근막을 액체 형태의 성질로 더 유지할 수 있게 된다. 그러면 뇌는 '위험'하다고 인지하지 않고 근막에서 올라오는 감각을 통증으로 해석하지 않게 된다.

[그림 45] '근막 거미줄'처럼 근막계가 전신에 상호 연결되어 있다 보니, 한 부위의 통증이 근막 거미줄을 통해 신체의 다른 부위의 문제와 연결된다. 이런 근막의 한 부분에 유착이 일어나거나 유연성이 떨어져 고체화되면 뇌에서 '위험'하다고 인지하고 통증으로 감지하게 된다고 했다.

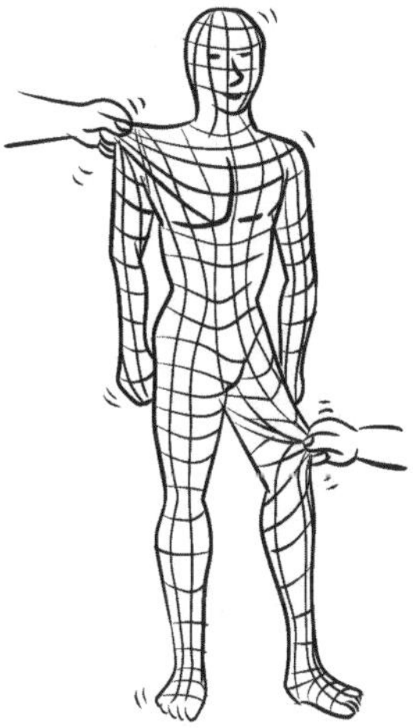
[그림 45] 근막 스파이더맨

그래서 근막 스트레칭은 근막 전체가 서로 유기적이나 자동으로 움직이게 만들어줘야 한다. 근막을 움직이는 방법은 다음 장 실전편에서 내가 고안한 '근막 리셋(Fascia Re-set)' 방법을 통해 시행할 것이다.

움직이지 않으면 더 아파진다

허리를 오늘 삐었다고 하자. 상당한 통증이 생긴다. 통증으로 움직임이 제한되어 허리를 펼 수도, 굽힐 수도 없는 난감한 상태에 이른다. 예전에는 이런 이유로 급성 요추 염좌(허리를 최근에 삐었다는 말이다)의 경우 최대한 움직이지 말고 가만히 누워서 쉬라고 했다.

하지만 지금은 휴식과 함께 가능하면 빨리 움직여 주는 게(보통 허리를 움직이기 힘들기 때문에 걷기를 권한다) 회복에 빠른 도움을 준다고 믿는다.

움직이지 않는 것은 뇌의 구조와 기능에 여러 가지 영향을 미칠 수 있으며, 만성통증을 유발하거나 악화시킬 수 있다는 연구들이 많다. 움직이지 않으면 뇌에 미치는 영향과 만성통증과의 관계는 다음과 같다.

신경 가소성의 감소 오랫동안 움직이지 않으면 새로운 신경 연결을 형성함으로써 스스로를 재구성하는 뇌의 능력인 신경 가소성을 감소시키게 된다. 이것은 잠재적으로 통증에 적응하는 뇌의 능력을 손상하고 통증의 인식을 증가시킬 수 있다.

근육을 움직여야 더 많은 감각이 뇌로 전달된다. 감각이 더 많이 전달될수록 뇌에서는 이 감각들을 처리하기 위한 '경쟁'이 벌어진다. 그러면 통증을 인식하는 뇌의 민감도가 낮아지게 되나, 근육을 충분하게 움직이지 않으면 뇌로 오는 감각의 양은 적어진다. 그러면 오히려 뇌는 적은 양의 감각을 더 민감하게 인식하게 되므로 통증에 대한 민감성이 오르게 된다는 것이다.

뇌 기능의 변화 충분하게 움직이지 않으면 뇌 기능에 변화가 생길 수 있는데, 특히 섬, 전측대상회피질과 전전두엽피질과 같이 통증의 인식을 담당하는 영역들에 변화가 생기고 회백질 부피 감소가 일어나 통증을 인지하는 뇌의 민감도를 높인다. 즉, 통증을 더 쉽게 지속해서 느끼게 된다.

엔도르핀 생산 감소 신체의 움직임은 몸속의 자연적인 통증 완화 화학 물질인 엔도르핀의 방출을 자극하는 것으로 알려져 있다. 신체를 움직이지 않으면 엔도르핀 생산이 감소하여 통증을 제어하는 데 어려움을 겪게 된다.

심리적 영향 움직이지 않으면 스트레스, 불안, 그리고 우울증과 같은 심리적인 결과를 초래한다. 이러한 심리적인 요인들은 만성통증에 영향을 미치는 것으로 우리는 이미 알고 있다.

그런데 만성 허리통증이 있으면 움직임 자체에 공포를 느끼는 '움직임 공포증(Kinesiophobia)'을 함께 가지고 있는 분들이 많다. 말 그대로, 움직임 공포증은 움직이면 통증이 더 심해질 거라는 두려움을 가지게 되어 신체 활동을 줄이게 되는 것이다.

일반적으로 이 움직임 공포증은 통증이 있거나 불편함이 있는 동작을 최소화하기 시작하면서 그 동작을 피하는 단계에서 시작한다.

이렇게 어떤 동작이나 신체 활동을 피하기 시작하는 것이 시간이 지남에 따라 회피 행동은 더 일반화되어 우리 뇌에 기억되고 움직임에 대한 두려움, 즉 공포로 이어지게 되는 것이다. 이렇게 되면 그 동작을 하기도 전에 불안하게 느끼게 되며 그 불안은 더욱더 움직임 공포를 악화하게 된다.

시간이 지남에 따라 실제로는 신체에 아무런 해가 되지 않고 통증을 더 야기하지도 않는 동작이나 움직임에 대해서도 공포를 느끼게 된다. 더 나아가서는 거의 모든 동작들에 공포를 느끼게 되고 최대한 신체 활동이나 움직임을 회피하려고 하는 단계까지 가게 된다.

더 큰 문제는 안 움직였을 때 조금 더 좋아졌던 경험이 있으면 이 움직임 공포를 장기적으로는 악화하는 결과를 초래하게 된다. 그래서 '앞으로 굽히지 말라', '허리는 뒤로만 젖혀야 하는 것이다' 등의 움직임 회피성 반응을 끌어내는 권유들이야말로 만성통증을 야기하고 지속하는 최악의 말들이다.

이런 말들이 공포를 기반으로 한 의료 사업과 겹치게 되면 더욱더 무서워진다. 자세를 바로잡기 위해서는 특정한 동작만 해야 한다는 말들을 공포에 실어서 사람들에게 흘려보내기 때문이다. 그러면 결과는 어떻게 되겠는가?

뇌에서의 기능이 바뀌고 통증에 대한 민감도가 올라가고 그러면 다시 더 안 움직이게 된다. 뇌는 안 움직이니 '위험'하다고 인지해서 근육의 긴장을 올리고 근육의 긴장이 오르니 다시 아프다. 이런 악순환의 고리가 발생한다.

이 부분이 내가 개인적으로 아주 심각하다고 생각하는 부분이다. 잘 알지 못하거나, 아니면 알지만 그렇게 배웠거나, 알지만 그렇게 말해야 자신에게 이득이 오는 직업을 가진 사람들은 아무렇지도 않게 이런 무서운 말들을 환자들에게 던진다.

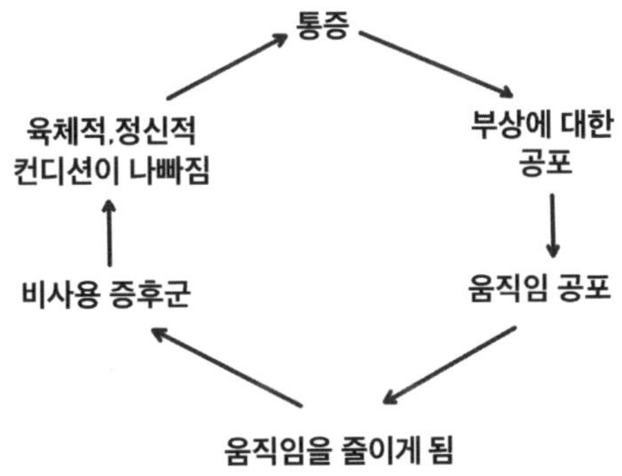

[그림 46] 움직임 공포 생성회로

'1장 우리가 옳다고 생각해 온 것들'에서 인체공학적으로 설계된 의자나 데스크가 크게 효과가 없다고 설명한 것을 기억하는가? 심리적, 사회적 문제가 없는 전제하에서(보기 싫은 직장 상사가 없고 일터가 행복한 곳이라는 전제하에, 물론 쉽지 않은 전제임은 알고 있다) 일할 때 목이나 허리 등에 통증을 느낀다면 어떻게 해야 할까?

사실 방법은 간단하다. 휴식을 취하면서 자세를 자주 바꿔주는 것이 최상의 방법이다. 일할 때 바른 자세란 없다. 자주 자세를 바꿔주는 것만이 유일하게 통증을 줄일 수 있는 방법이다.

이 연구를 보자. 컴퓨터 작업을 수행하는 80명이 참가해서 60분 동안 과제를 주고 시행하도록 했다. 첫 번째 그룹은 과제를 수행하는 동안 20분마다 30초~5분 정도 짧은 휴식을 취하면서 일어서서 기지개를 켜거나 움직였고, 다른 한 그룹은 휴식 시간 없이 60분 동안 과제를 수행했다.

그 후에 통증이나 불편함 정도를 측정했는데 짧은 휴식을 취한 그룹에서 목, 어깨, 허리 등 근골격계의 불편함이 덜하다는 결과를 얻었다. 또한 생산성이 높아졌다. 당연한 결과이다. 불편하지 않게 일하면 통증에 의해 산만해질 수 있었던 집중도를 더 높일 수 있기 때문이다.

또한 짧은 휴식 시 가장 효과적인 유형은 그냥 가만히 서 있는 것이 아니라 일어나서 움직이는 것이라고 이 연구에서는 밝힌다. 내가 환자분들에게도 권하는 방법이 이런 방법이다. 알람을 설정해 놓고 일하는 도중 일어나서 1분씩이라도 다른 자세를 취하고 움직이라는 것이다. 움직임 그 자체가 통증을 제어하기 때문이다!

인간의 뇌는 몸을 더 잘 움직이기 위해 진화해왔다

인간의 뇌는 인지 기능뿐만 아니라 주변 환경을 탐색하고 변화시키는 능력을 향상하기 위해 수백만 년에 걸쳐 진화해왔다. 신체를 더 잘 움직이기 위해 인간의 뇌가 진화해왔다는 사실들은 여러 사실들로써 유추해 볼 수 있다. 모두가 알듯이 인간은 사족 보행에서 이족 보행의 형태로 진화해왔다. 이족 보행을 통해 신체를 더 효율적으로 움직이고 더 멀리 갈 수 있게 했다.

기후 변화 등으로 줄어든 먹이를 더 구하기 위해 나무 생활을 포기해야 했을 우리 조상들은 더 위험한 평원 위에서 생존하기 위해 몸을 더 잘 써야 했다. 또한 다른 포식자들로부터 살아남기 위해 생각을 더 잘할 수 있는 종이 되어야 했을 것이다. 더 많이 움직이면 뇌의 기능이 좋아지는 결과를 보여주는 연구 논문들은 당연하다. 인간은 그렇게 진화해왔기 때문이다.

특히 이족 보행으로 손이 자유로워지자, 도구 사용이나 물건 운반 등을 더 쉽게 할 수 있게 되었다. 이족 보행을 뇌가 수행하기 위해서는 네 발로 걷는 사족 보행보다 더 복잡한 운동 제어 시스템이 필요했다.

그래서 인간의 뇌에서 운동피질 영역이 더 발달했는데, 이 피질 영역은 자발적인 움직임을 계획하고, 통제하고, 실행하는 데 결정적인 역할을 한다. 인간은 다른 영장류보다 더 크고 발달한 운동피질을 가지고 있어서 도구 사용에 필요한 정확한 손가락 움직임과 같은 정교한 움직임을 수행할 수 있게 된 것이다.

또한 이족 보행 시 더 복잡하고 절제된 움직임을 조절하기 위해서는 균형 유지가 필수적이다 보니 소뇌가 더 커지게 되었을 것이다. 소뇌는 근육의 움직임을 조정하고, 균형을 유지하고, 움직임을 다듬는 역할을 하는 뇌의 한 영역이다.

다른 영장류에 비해 인간의 소뇌는 더 크며, 이러한 소뇌가 우리의 운동 능력 발달에 기여하게 되었다. 이렇듯 소뇌의 크기가 커진 것은 우리의 뇌가 더 복잡한 움직임을 처리하고 통제하도록 진화했다는 것을 의미한다.

인간의 뇌는 도구의 개발과 사용을 수용할 수 있도록 진화했고, 이것은 환경을 조작하고 복잡한 작업을 수행하는 우리의 능력을 촉진하게 되었다. 도구 사용은 인간 특유의 미세한 운동 기술과 인지 능력이 필요하고 뇌의 진화는 우리의 움직임 능력을 향상하는 방향으로 발전했다.

요약하자면, 인지 발달과 함께 인간의 뇌는 이족 보행의 발달, 소뇌와 운동피질의 확대, 도구 사용과 기술의 발전과 같은 다양한 방법으로 우리의 움직임 능력을 향상하도록 진화해왔다. 그래서 결과적으로 우리는 신체적으로 다른 동물들보다 뛰어나지 않아도 생존할 수 있게 된 것이다. 즉, 움직임은 우리의 생존과 연관이 되어 있다고 할 수 있다.

살아 있어야 움직이고, 움직여야 살아 있는 것이다. 그러기에 우리가 움직임을 줄일수록 뇌는 '위험' 신호로 인지할 가능성이 아주 높다. '위험' 신호는 곧 통증을 야기한다고 여러 번 언급했다.

인간은 수렵 채취 생활을 수백만 년 동안 해오다가 겨우 만 년 전, 신석기 시대쯤에 이르러서야 농업 혁명을 통해 정착하게 되었다. 만 년은 진화의 과정에서 보면 찰나의 순간이다. 그러다 보니 우리의 뇌는 아직 수렵 채취 생활의 형태를 기억하지 않나 싶다. 당연히 움직여야 생존한다고 믿고 있다.

멍게는 바다를 헤엄치다 정착하고 싶은 암초나 바위를 만나면 거기에 몸을 의지하고 그 이후로는 움직이지 않는다. 움직이지 않는 멍게는 쓸모없어진 신경계와 뇌를 스스로 소화해서 먹어 버린다. 생존의 위협이 없어져 버렸기에 뇌가 필요가 없는 것이다. 가만히 있지 말고 움직여라! 움직임이 우리를 살아있게 만든다.

움직임 자체가 약이다

통증의 신경과학을 공부하는 사람들 사이에서 "움직임은 로션과 같다(Motion is lotion)"라는 우스갯말이 있다. 그만큼 움직임 그 자체가 우리 몸에 윤활유 같은 역할을 한다는 의미이다. 움직임이나 신체 활동이 어떻게 통증을 조절하는지 보자. 이미 앞에서 여러 번 언급했던 내용이다.

엔도르핀의 방출 움직임이나 신체 활동은 통증 완화 화학 물질인 엔도르핀의 방출을 자극한다. 엔도르핀은 뇌의 내인성 아편 유사제 수용체에 결합하여 통증에 대한 인식을 줄이고 행복감을 촉진한다.

관문 조절설 이론(Gate Control Theory)에서 관문 조절 이 이론은 통증이 없는 자극의 입력(움직임이나 터치 같은)이 통증이 있는 입력보다 먼저 뇌에 도달해 통증을 전달하는 자극 시스템의 '문'을 닫아 통증 신호가 뇌에 도달하는 것을 효과적으로 막을 수 있다고 말하는 이론이다. 특히 움직임이 이 '문'을 닫을 수 있는 비통증적 감각 경로를 활성화한다고 알려져 있다.

통증 하행 조절 시스템 이 시스템은 뇌간을 포함한 다양한 뇌 영역에서 시작해 척수를 통해 아래로 전달되는 경로이다. 통증 신호가 뇌에 도달하기 전에 통증 신호를 억제하여 통증 인식을 조절한다.

염증 감소 만성 염증은 통증의 원인 중 하나가 될 수 있는데, 규칙적인 운동과 같은 신체의 움직임은 혈류를 촉진함으로써 염증을 줄이는 데 도움을 준다.

근육 강화 및 고유 수용성 감각 촉진 움직임은 근육을 강화하고 고유 수용성 수용체(공간에서 우리 신체 부위가 어디에 있는지 스스로 인지하는 위치 감각)를 향상해 관절과 다른 구조에 대한 부담을 줄여 결과적으로 통증을 줄이는 데 도움을 준다.

신경 가소성의 긍정적 변화 초래 움직임을 지속해서 일으키면 통증 신호 경로를 바꾸고 통증 처리에 관여하는 뇌 영역 간의 연결을 강화하여 통증을 줄이는 긍정적인 신경로 변화를 끌어낸다.

스트레스 감소 및 완화 만성적인 스트레스는 근육 긴장을 증가시키고 뇌의 통증 처리를 변화시킴으로써 통증을 악화시킨다. 움직임, 신체 활동 또는 운동은 스트레스를 줄이고 이완을 촉진하여 뇌의 통증 인식의 감소로 이어진다.

눈치챘겠지만 결국은 우리 몸의 움직임을 통해서 앞에서 말했던 통증을 억제하는 모든 영역과 방법을 동원할 수 있다. 앞에서 코어 강화 운동이 다른 일반적 운동들(요가, 필라테스, 일반 강화 운동이나 스트레칭 등)과 비교해서 유의미하게 차이가 나는 효과를 보이지 않았다고 언급했던 내용을 기억할 것이다.

코어 강화든 다른 운동 방법이든 사실은 움직임에 집중한 것이기 때문에 그렇다. 코어 강화가 효과가 없다기보다는 움직임 자체가 만성 허리통증에 효과가 있는 것이지 다른 운동 방법들보다 특히 나을 것이 없다는 것이다.

문제는 이미 만성 허리통증을 경험하고 있는 사람들에게 이 움직임을 어떻게 효율적으로 만들어주냐는 것이다. 움직임을 아프지 않게 만들어 줄 수만 있다면 위의 모든 효과들을 가지고 만성 허리통증을 관리할 수 있을 것이다.

감각운동 기억상실증

데이비드 버틀러(David Butler)는 호주 출신 물리치료사이자 통증 신경 과학자이다. 이분의 통증 이론이 상당히 흥미롭고, 그 자신이 물리치료사이다 보니 당연히 자신이 생각하는 치료법을 발표했다.

그의 통증 이론은 신경계, 특히 뇌가 통증의 인식에 중심적인 역할을 한다는 이해에 기초하고 있다. 만성통증의 경우, 버틀러는 뇌와 신경계가 통증 신호를 처리하고 해석하는 방식에 변화를 겪게 되는데 이 변화를 '감각운동 기억상실증(SMA, Sensory-Motor Amnesia)'이라고 부른다.

감각운동 기억상실증은 만성적인 통증으로 인해 감각과 운동 정보에 대해 뇌에 인식의 변화가 생기며 원래 하던 방법을 잊게 된다는 것이다. 그래서 그는 감각운동 기억상실증이라는 용어를 사용했다.

이런 결과로 근육 긴장 증가, 유연성 감소, 힘 감소, 보상적 움직임의 발생과 같은 다양한 증상과 변화된 움직임 패턴을 초래한다고 설명한다. 만성통증에서 '감각운동 기억상실'의 원인이 되는 몇 가지 요인이 있다고 밝혔다.

첫 번째는 통증의 과민적 중심화이다. 이것은 이미 설명되었는데 통증 신호에 대한 중추신경계의 민감도가 증가하는 것을 말하며, 이는 정상적으로 통증이 없는 자극에도 뇌가 통증에 과민한 인식으로 반응한다는 것이다. 결과적으로, 뇌는 아픈 감각과 아프지 않은 감각을 구별하는 데에 어려움(기억상실)을 겪게 된다.

두 번째는 신체 지도의 변경이다. 만성적인 통증 상태에서, 신체 피질 지도(Cortical map)로 알려진 신체에 대한 뇌의 표현이 변화한다는 것이다. 이것은 공간에서 신체가 어디에 위치하는지에 대한 에러가 발생하는 현상이다. 즉, 허리 오른쪽에 연관된 감각이 피질로 도달했는데 그것을 정확히 인지하지 못해 오른쪽과 왼쪽 모두 아픈 것으로 인식할 수도 있다는 뜻이다.

세 번째는 두려움 회피 행동의 발생이다. 만성통증은 잠재적으로 아플 수 있다고 인식되는 활동에 대한 두려움과 회피로 이어진다. 실제 그렇지 않을 수도 있는데 지레 겁을 먹고 움직임을 하지 않는 '움직임 공포증'과 비슷한 맥락으로 이해하면 된다. 이 두려움 회피 행동은 결과적으로 감각운동 기억상실증을 강화해 버린다.

네 번째는 신경 가소성의 부정적 적응이 생긴다. 만성통증의 경우, 신경 가소성의 변화가 부정적으로 일어나 통증 경로를 강화하고 통증을 지속시키는 형태로 가소성을 일으킨다고 설명한다.

이 감각운동 기억상실증을 해결하기 위한 버틀러의 접근법은 통증 신경과학 교육, 점진적으로 움직임의 횟수를 늘리는 것, 도수치료, 감각 입력과 운동 출력에 대한 뇌의 인식을 재훈련하기 위해 고안된 특별한 운동의 조합이다. 이러한 방법들로 뇌와 신경계를 재교육한다.

점진적으로 통증을 줄일 수 있는 움직임 패턴을 다시 뇌와 신경계에 입력하고 움직임과 관련된 두려움을 줄임으로써, 통증을 감소시키고 일상생활의 기능을 회복하게 하는 것이다.

위의 설명을 쉽게 다시 하자면 이렇다. [그림 47]과 같이 대뇌피질에서 감각운동 영역에서 인식하는 허리 부위가 지우개로 지워진 것처럼 흐려져 버리는 것을 의미한다. 지우개로 지워져 흐려져 있으니 정확히 그 부위를 인식할 수 없게 된다. 그래서 버틀러는 독특한 방법으로 지워진 허리 부위를 다시 선명하게 뇌에 그리는 방법을 고안했다.

그중 하나가 '단계적 운동 이미지 접근법(GMI, Graded Motor Imagery)'

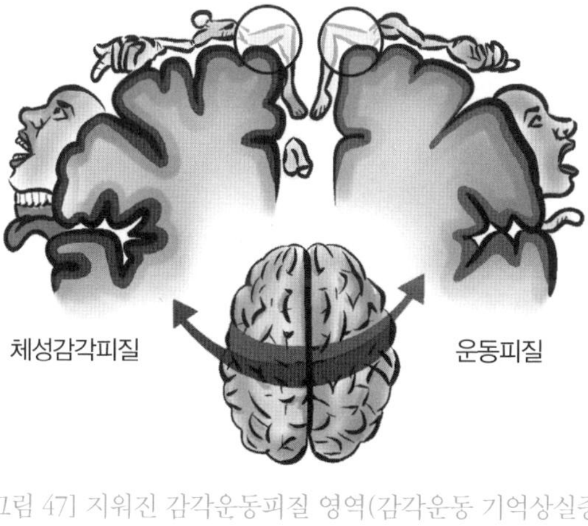

[그림 47] 지워진 감각운동피질 영역(감각운동 기억상실증)

이라는 것이다. 단계적 운동 이미지 접근법은 뇌의 지각과 감각 및 운동 정보의 통합을 재훈련함으로써 통증과 기능 장애 해결을 목표로 하는 생물학적-심리 사회적 접근법이다.

특히 이 접근법은 잔혹할 정도의 통증으로 악명이 있는 복합부위통증증후군(CRPS, Complex Regional Pain Syndrome)이나 환상통(사지 중의 하나가 절단되어 없는데도 여전히 그 부분의 통증을 느끼는 증상), 만성 근골격계 통증의 관리에 유용하게 사용될 수 있다.

단계적 운동 이미지 접근법은 세 가지 순차적 단계로 구성되며, 각각 감각 및 운동 정보에서 뇌 처리의 특정 기능을 대상으로 설계된 것이다. '5장 통증 치료 실전편'에서 실제로 사용하는 법을 설명하겠지만 대략 설명하면 내용은 아래와 같다.

좌우 구분 훈련 만성통증의 경우 신체 지도 변화로 인해 뇌의 감각운동 영역에서 오른쪽과 왼쪽 구분의 혼란이 생긴다. 이 단계에서 환자는 사진이나 동영상을 보면서 왼쪽 및 오른쪽 신체 부위(예 : 허리의 오른쪽, 왼쪽)를 식별해야 한다.

만성적인 통증 상태에서 손상될 수 있는 신체의 왼쪽과 오른쪽을 인식하고 구별하는 뇌의 능력을 향상하는 것이 목표이다. 이 과정을 통해 신체 감각 지도를 정확하게 그려내는 것이다.

운동 이미지 훈련 이 단계에서, 환자들은 실제로 움직임을 하지는 않으나 통증이 있는 부위의 특정 동작이나 작업을 이미지로 그려내는 트레이닝을 하게 된다.

이 훈련은 이미지로 트레이닝하기 때문에, 통증을 악화시킬 위험 없이, 움직임을 계획하고 실행하는 데 관련되는 신경로를 더 사용하게 되어 긍정적 신경 가소성을 끌어내고자 하는 것이다. 움직임에 대한 두려움을 줄이는 데 도움을 주고 점차 정상적인 움직임 패턴을 뇌에 다시 입력하게 하는 것이다.

거울 치료 거울 치료 단계에서는 만성통증이 있는 사지나 신체 부위에 통증이 없는 움직임의 시각적 환상을 만들어서 뇌가 통증이 없는 모습을 시각적으로 보게 한다. 거울을 사용해서 시각적 환상을 만든다.

예를 들어, 왼쪽 손이 아파서 움직일 수가 없으면, 오른손을 거울에 비치게 하고, 환자는 거울을 바라보게 한다. 그리고 아프지 않은 오른손을 사용해 다양한 동작으로 움직이게 만든다. 이때 왼쪽 손은 [그림 48]처럼 거울의 반대편에 두고 오른손이 하는 동작을 따라 할 수 있을 만큼만 따라 하거나 아무 동작을 하지 않고 쉬게 한다.

하지만 시각은 여전히 거울에 고정해 잘 움직이는 오른손의 동작(실제로는 거울에서 왼쪽 손으로 보이게 된다)을 계속 보게 한다. 그러면 뇌는 거울에 비친 왼쪽 손(실제는 오른쪽 손이다)의 움직임이 자유로운 것으로 착각하게 되며 '나의 왼손이 위험하지 않구나'하고 왼쪽 손의 통증을 줄이게 된다.

이 과정을 통해 뇌의 감각과 운동 통합을 재훈련시키고 특히 '움직임의 두려움과 회피'를 줄이는 데 큰 도움을 줄 수 있다.

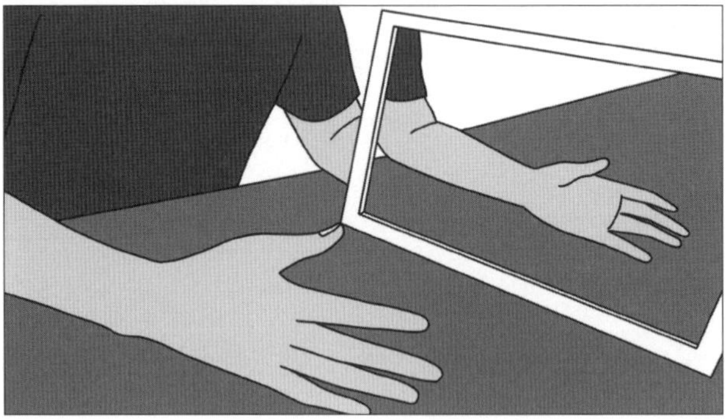

[그림 48] 거울 치료의 예

만성 허리통증이 있는 경우를 정리하면 이렇다.

1. 우리의 뇌는 오른쪽과 왼쪽을 잘 구분하지 못한다.
2. 우리 뇌의 감각운동 영역 부위가 희미하게 지워져 버려 허리의 위치를 정확히 인지하지 못한다.
3. 우리 뇌에서 부정적 신경 가소성의 강화, 즉 감각을 통증으로 인식하는 민감화가 생겨 통증이 강해지고 계속 지속된다.
4. 우리 뇌는 움직임을 두려워하고 회피하려고 한다.
5. 명상과 호흡법이 허리통증 관리에 효과적이다.
6. 도수치료가 효과적이다.
7. 원심성 수축을 통한 움직임이 더 효과적이다.
8. 자율신경계의 균형을 위해 호흡법을 익히자.

9. 유연성도 중요한데 특히 우리 몸 전체를 거미줄처럼 싸고 있는 근막의 유연성이 필수이다.

10. 움직이지 않으면 더 아파진다.

11. 움직임 자체가 통증을 조절할 수 있다.

12. Motion is Lotion!

질문 있습니다

만득이 선생님! 선생님 말씀대로라면 자세를 교정하는 운동은 할 필요가 없는 건가요?

Dr. J 네. 만성통증의 경우 자세교정에 초점을 맞출 필요는 없습니다. 하지만 자세교정도 움직임이기 때문에 자세교정 운동이 본인의 증상을 좋게 한다면 치료 운동 프로그램의 일부분(전체가 아닌)으로 사용하는 것은 나쁘지 않습니다.

제가 걱정하는 것은, 자세교정을 명목으로 '하지 말라'는 것이 너무 많고 그런 말들은 공포를 만들고 그 공포는 신경계를 과민화합니다. 결국은 움직임 공포나 손상을 입을 것에 대한 공포로 이어지게 됩니다. 결국 더 안 움직이게 되고 그러면 통증은 더 증가하게 됩니다.

만득이 자세교정으로 통증이 좋아졌다고 하는 사람들도 있던데요?

Dr. J　네, 가능합니다. 자세교정 운동 자체가 '움직임'이기 때문입니다. 이렇게 이해하시면 됩니다. 손상당했든, 신경계의 민감화로 인해서든, 통증이 생길 경우 그 통증이 자세를 바꾼다는 것이 더 맞는 말입니다. 자세교정이 통증을 치료하는 것이 아니고요.

자세히 말하면, 통증이 생기면 우리 몸에서 근육을 조절하는 신경계 활성화의 순서가 바뀐다고 생각하시는 게 가장 쉽게 이해하는 방법입니다. 활성화되지 않아야 할 근육이 활성화되고 그 패턴이 몸에 익으면 몸의 자세가 바뀌는 것입니다. 자세가 통증을 만드는 것이 아닙니다.

그런데 자세교정 운동을 하면 통증이 좋아졌다는 것은 '움직임' 그 자체가 신경계에 영향을 미친 것이지 자세교정이 영향을 끼친 것은 아니라는 것이지요. 그냥 걷는 것과 큰 차이가 없다는 말입니다.

이것을 이해하는 것이 큰 차이를 만듭니다. 앞에서 말했듯, 자세교정에 초점을 맞추면 자꾸 환자들에게 쓸데없는 공포를 심어 주기만 합니다. 그리고 그 공포는 신경계를 다시 민감하게 해서 결국에는 통증의 관리가 더 힘들어집니다. 그리고 '바른 자세'를 갖지 못하는 것에 대한 '조건화 반응'이 형성되어 통증관리에 큰 도움이 되지 않습니다.

만득이　그래도 흔히들 이야기하는 '바른 자세'를 가지면 좋은 점도 있지 않을까요?

Dr. J 개인 선택의 문제지만 사회적, 심리적 이득은 있을 수 있다고 생각합니다. 가슴을 펴고 다니는 사람들이 아무래도 자신감이 더 있겠죠. 그리고 허리를 펴고 곧게 걷는 사람들이 다른 사람들이 보기에 미관상 더 나을 수는 있다고 생각합니다. 면접을 볼 때도 도움이 되겠네요. 하지만 만성통증 관리에는 큰 도움이 되지 않습니다.

만득이 제 친구는 오랫동안 허리 통증으로 고생했는데요, 몇 달 전부터 필라테스와 요가 등을 하면서 훨씬 덜해졌습니다. 필라테스나 요가 등도 자세교정과 코어 근육강화 등으로 이루어진 운동 아닌가요? 그럼, 선생님 말씀과 다른데요?

Dr. J 좋은 질문입니다. 개인적으로 필라테스나 요가, 퍼스널 트레이닝 등의 운동이 병원에서 치료받는 것 이상으로 만성통증에 효과가 있을 수 있다고 생각합니다. 왜냐하면 그 운동들은 분절적으로 우리 몸을 구분해서 운동시키고, 그러다 보니 '감각운동 기억상실' 상태의 뇌에 우리 몸의 구분을 다시 선명하게 만들어주기 때문입니다.

사실, 강사님 실력보다는 필라테스나 요가, 태극권 같은 운동 그 자체들이 잘 만들어진 것이지요. 개인적으로는 보디빌딩 같은 고립적 근육 트레이닝을 먼저 하고 필라테스나 요가를 이후에 합치는 방식이 더 효과적이라 생각됩니다.

단지 한 가지 걱정은, 인대나 근육 등의 손상이 실제로 있을 경우입니다. 의료인이 아닌 경우 그런 상태를 정확히 파악하지 못하고 운동을 계속 시킬 수 있습니다. 결국 상태를 악화하게 되겠지요. 악화한 상태는 통증을 증가시키게 되고 그러면 그 환자분은 '움직임 공포증'을 겪을 수 있습니다.

피트니스와 웰니스 분야의 선생님들이 조금 더 통증 공부를 하시면 병원에서 시간에 쫓기는 의료인들보다 만성통증 환자분들에게는 어쩌면 더 효과적으로 접근할 수 있다고 믿고 있습니다(의료인 대부분은 제 의견에 동의하지 않으시겠지만).

하지만 이런 운동들은 만성통증을 관리하는 하나의 도구에 지나지 않습니다. 그러기에 통증이 있는 분들을 보는 종사자 모두는 겸손하게 끊임없이 공부하셔야 합니다.

만득이 그럼 선생님이 생각하시는 만성통증에 '좋은 자세'가 있긴 한가요?

Dr. J 그럼요! Good posture is no posture! 좋은 자세는 자세가 없는 것입니다. 한 자세를 유지하지 않는 자세가 좋은 자세입니다. 즉, changing postures, 자주 바꾸는 자세가 좋은 자세입니다.

만득이 책에서 자세히 밝히지 않은 내용들 중, 일상생활에서 만성통증 관리에 도움이 된다고 하는 것들이 또 있나요?

Dr. J 재미난 연구들이 있는데요, 첫 번째로, 욕을 하면 통증이 줄어듭니다. 하하. 실제로 연구 논문이 있습니다. 아픈 자극을 주고 욕을 하게 한 그룹에서 그렇지 않은 그룹보다 통증이 줄어들었다는 보고가 있습니다. 이건 아무래도 감정을 분출하니 변연계에 작용해서 그런 건 같습니다.

그리고 웃을수록 통증조절이 수월해집니다. 즐겁지 않아도 일부러 웃는 표정을 짓기만 해도 통증이 줄어든다는 보고들이 있습니다. 만약 성형 수술을 해서 웃는 상으로 근육을 고정해도 통증은 줄어들 것입니다. 물론 그렇게까지 할 건 없이 코미디 프로그램을 많이 보라고 전 권유합니다.

종교가 있으신 분들이 통증조절에 더 효과적입니다. 그리고 실제 만성통증이 있는 분을 앞에 두고 그룹으로 타인들이 기도해 줄 경우 통증이 줄었다는 보고도 있습니다. 짐작하셨겠지만 종교나 기도는 감정적으로 통증의 인식을 분산시키는 효과가 크기 때문입니다.

그렇다고 통증을 조절하기 위해 교회나 절에 가셔서 옆자리에 있는 분을 보며 웃다가 갑자기 욕을 막 해대면 따귀를 한 대 맞고 쫓겨나실 수 있으니 조심하시기를 바랍니다. 하하.

만득이 잠을 잘 자는 것이 통증관리에 도움이 될까요?

Dr. J 당연합니다. 일단 숙면을 하면 몸의 염증을 줄여주고, 손상된 신체 조직의 치유를 촉진하며, 스트레스 지수를 낮춰 줍니다. 그리고 숙면은 통증의 내성을 높이는 것으로 알려져 있습니다. 즉, 통증을 느끼는 기본값을 높여 통증을 덜 인식하게 해주죠.

만득이 그런데 만성통증이 있으신 분들은 통증 그 자체 때문에 오히려 잠을 잘 자지 못하게 되지 않나요?

Dr. J 맞습니다. 통증이 심하신 분들은 잠을 잘 못자게 되죠. 그러다 보니 악순환이 되는 것이죠. 잠을 잘 자지 못하게 되면 통증의 내성이 낮아지고 그래서 더 쉽게 통증을 인식하게 됩니다.

전 여러 분야의 전문가가 만성통증 관리에 참여해야 한다고 믿습니다. 잠을 잘 자게 도와줄 수 있는 전문가도 필요하고 통증 자체를 관리해 줄 전문가도 필요합니다. 물론 숙면을 하기 위한 기본적인 조언들은 다음과 같습니다.

1. 항상 같은 시간에 잠을 자려고 노력합니다.
2. 잠자기 전 카페인 등의 섭취는 피합니다(낮에도 피하면 좋습니다).
3. 금연해야 합니다.
4. 야식을 먹지 않고 규칙적으로 운동합니다(잠자리에 들기 전, 밤 운동은 안 좋습니다).
5. 잠자리에 누워 절대 휴대폰 같은 전자 기기를 사용하지 않습니다.

만득이 통증조절의 심리적, 사회적 부분을 상당히 강조하시는데요, 그러면 만성통증 환자의 경우 심리치료나 인지행동 치료만을 해도 증상이 좋아질까요?

Dr. J 뉴욕 의대 재활의학과 교수인 닥터 사노(John E. Sarno)라는 분이 있습니다. 이분은 본인의 베스트셀러 《통증 혁명(Healing Back Pain)》(2017년)이라는 책에서 만성 허리통증의 대부분은 무의식 하에 잠재된 화나 분노 또는 불안 등으로 신체에 과긴장을 유발하여 일어난다고 설명하십니다.

저는 일단 이분 의견에 상당 부분 동감합니다. 하지만 정신이 몸을 지배한다는 전제하에서 나온 생각인 것 같습니다. 몸과 정신은 연결되어 서로 상존하는 것이지 지배하는 관계가 아닙니다.

그래서 닥터 사노는 심리치료와 인지행동 치료만으로도 만성통증의 치료는 충분하다고 하시고 신체를 직접 치료하는 도수치료나 운동치료 등은 안 해도 된다고 말씀하십니다.

하지만 저는 조금 다른 의견을 가지고 있습니다. 제가 운영하던 통증 클리닉에는 교통사고로 다쳐서 오신 분들이 많이 있었었는데요, 그분들 중 만성통증에 시달리고 계신 분들도 있었습니다.

사고 후 운전 자체에 대한 불안 증세 등을 보이면, 저는 심리치료나 인지행동 치료 전문가에게 의뢰서를 보내서 치료를 함께 받을 것을 권했지만 동시에 운동과 도수치료 등의 물리치료를 병행했으며 효과는 심리치료만 받는 것보다 월등히 좋았다고 자신합니다.

만득이 그렇다면 저명하신 대학 교수분들이 왜 이렇게 심리치료만 필요하다고 하시거나, 일부 동작만으로 통증의 치료가 가능하다고 말씀하실까요?

Dr. J 전 개인적으로는 그분들의 환경에 답이 있다고 봅니다. 의사 선생님들은 주로 진단만 해오셨고, 대학병원에서 일하시는 특성상, 급성 허리통증 환자처럼 지금 당장 아파서 일어나지도, 걷지도 못하시는 분들 같은 다양한 사례를 보시기보다 주로 이미 다른 곳에서 치료를 많이 받으셨던 만성통증 환자들을 대하셨습니다. 아무래도 통증의 과민적 중심화 형태의 환자가 많았을 것이고 그러니 심리치료만으로도 가능하다고 생각하셨을 겁니다.

또한 저처럼 환자들이 방문할 때마다 30분씩 도수치료나 운동치료를 직접 해보신 분들이 아니니 당연히 그 부분은 이론적 지식의 한계를 넘어서기 힘드셨을 것입니다(이 부분은 스스로 운동을 해본 것과는 다른 것입니다. 제가 말하는 것은 환자분들에게 운동과 도수치료를 실시해 본 경험을 뜻합니다).

운동치료를 직접 하기보다 이론적 서적이나 논문에 많이 의존하다 보니 치료에 대한 사고가 조금 좁아졌을 거라 생각됩니다. 그러기에 진단과 치료를 직접 내 손을 대고 할 수 있는 여건이 갖춰져 있는 환경이 환자 돌봄에 저는 아주 중요하다고 생각하고 그런 면에서 미국 물리치료 닥터들이 가장 알맞은 환경에서 환자들을 보고 있다고 생각합니다.

오히려 어설프게 운동치료나 도수치료를 흉내 내기보다는 차라리 닥터 사노처럼 자기가 잘할 수 있는 진단 영역에 집중하는 것도 나쁘지 않다고 생각합니다.

만득이 그렇다면 물리치료사나 의사와 같은 의료인들이 만성통증 환자를 돌볼 때 무엇이 가장 중요하다고 생각하시는지요?

Dr. J 저는 일단 고압적 자세를 없애는 것이 가장 중요하다고 생각합니다. 눈 한번 쳐다보지 않고 내 할 말만 하는 고압적 치료 자체는 이미 통증으로 민감한 환자분들의 신경계에 좋은 영향을 미치지 않습니다.

또한 과도한 영상 검사를 제한해야 한다고 생각합니다. 엑스레이와 MRI 등의 사진을 걸고 무서운 용어들을 써 대면 일단 환자들은 마음속으로 무서워하기 때문입니다.

만득이 그렇다면 어떻게 해야 하나요?

Dr. J 환자의 병력과 현재의 상태에 따라 이학적 검사를 먼저 시행하고, 큰 문제가 없으면 환자가 실행할 수 있는 운동이나 필요한 약처방 등으로 치료를 먼저 해야 한다고 생각합니다. 최대한 환자가 공포를 느끼지 않는 범위 내에서 시행해야 한다고 생각합니다.

엑스레이는 사실 골절의 판단 이외의 것에는 진단에 크게 영향을 미치지 못한다고 연구가 나와 있고, MRI 상에서 문제가 보여도 증상이 없는 경우가 다반사임에도 불구하고 여전히 그렇게 하는 현실이니까요.

만득이 그러면 통증 치료에 주사나 수술 같은 것은 필요치 않다는 말씀인가요?

Dr. J 전혀 아닙니다. 저는 주사나 수술치료가 필요하신 분들은 그 전문 분야 외과 의사 분들에게 제 환자들을 많이 의뢰합니다. 이학적 검사를 통해 영상 검사가 필요하면 제가 직접 의뢰해서 영상도 봅니다. 문제는 필요치 않은 경우에도 실행이 되는 경우가 많다는 것입니다.

작년에 저는 다리로 방사통이 생기는 아주 심한 디스크 문제를 겪었습니다. 너무 아파서 일상생활을 할 수 없을 정도였으며 그 증상은 9주 이상 지속됐습니다. 제 환자분들 중 6~8주 이상 이런 증상이 심하게 지속되면 저는 외과 의사 분들에게 진료를 의뢰합니다. 그러면 당연히 외과 의사께서 판단하셔서 수술하실지 시술하실지 결정하시는 거지요.

저 역시 9주가 넘도록 통증이 좋아지지 않아 수술 날짜를 잡았었는데 10주 차 되면서 갑자기 통증이 좋아져서 혼자 재활하고 지금은 증상이 거의 없으며 일상생활에 지장이 전혀 없습니다. 9주 동안 통증에 시달리는 동안 저 자신도 주사 치료를 여러 번 받았었으며 일주일만 더 아팠으면 당연히 전 수술을 받았을 겁니다.

만득이 그럼 통증약의 복용에 대해서는 어떻게 생각하시는가요?

Dr. J 저는 통증에 약을 사용해야 한다고 생각하는 편입니다. 급성통증의 경우 신체에 화학적 변화가 있으므로 화학적 물질인 약을 사용해 통증을 낮춰 만성통증으로 가지 않게 하는 것이 중요하다고 생각합니다.

만성통증의 경우에도 약물을 적절히 사용해야 하는 경우가 대부분이라고 생각합니다. 통증약뿐만 아니라 항우울제 등을 사용하는 경우 만성통증의 관리에 훨씬 효과적이라는 보고가 많습니다.

물론 약은 독성을 가지므로 사용 기간이나 양에 주의를 기울여야 하는 것은 맞지만 무조건 통증에 약이 안 좋다는 것은 오히려 위험한 발상이라고 생각합니다. 환자분이 좋아질 수 있다면 안전한 범위 내에서 어떤 방법이라도 사용해야 한다고 생각합니다. 통증은 한 인간의 삶을 바꿔 놓을 수 있기 때문입니다.

만득이 이 책에 나온 대로 따라 하면 만성 허리통증이 얼마나 빨리 좋아질까요?

Dr. J 죄송하지만, 거기에 대한 답은 명확히 할 수가 없습니다. 제 생각에는 상당히 많은 분들이 도움을 받으리라 봅니다. 하지만 통증이 바로 줄어들기보다는 개인마다 다르게 반응하리라 봅니다.

시간을 두고 통증이 오르락내리락하면서 결국은 조금씩 좋아지겠다고 생각합니다. 그래서 혹시나 이 책의 내용을 따라 하다가 증상이 다시 잠깐 심해진다고 해도 크게 걱정하시지 말고, 그때 상황에 맞게 할 수 있는 단계부터 다시 서서히 해나가시면 됩니다.

어떤 날은 너무 피곤하거나 아프거나 하면 당연히 움직임들을 따라 하지 말고 그냥 쉬셔도 됩니다. 움직임 자체를 스트레스로 인식할 필요는 없으니깐요.

만득이 통증은 '관리'하는 것이라고 강조하시는데요, 주로 통증을 '고친다'라고 하지 않나요?

Dr. J 통증은 고칠 수 없습니다. 왜냐하면 우리 몸에 반드시 있어야 하는 것이기 때문입니다. 통증은 몸을 해할 수 있는 자극이나 사건이 생길 때 우리 몸에게 조심하라고 뇌가 울려주는 경고입니다. 그래서 통증은 고칠 수가 없으며 통증은 인간이 살아 있는 한 존재하는 것입니다.

통증은 그래서 관리하는 것입니다. 함께 살아가야 하는 것이니 없애거나 고칠 수 없습니다. 잘 관리해서 너무 심하게 화나게만 하지 않으면 되는 것입니다(결혼하신 분들은 이해하겠지만, 배우자와 사는 삶 같은 것입니다. 하하). 통증은 우리에게 꼭 필요한 것이기 때문입니다.

만득이 마지막으로 뇌과학과 신경과학은 다른 것인가요?

Dr. J 한국에서 뇌과학이라는 용어가 신경과학과 동의어로 많이 쓰이는 것 같습니다. 뇌는 신경계의 일부인 중추신경계의 일부입니다. 그러니 신경과학이라는 표현이 더 넓은 의미를 포함한다고 말할 수 있을 것 같습니다. 뇌를 공부하려면 당연히 신경계의 전반적인 공부가 함께 되어야 합니다.

신경과학이라 하면 생물학, 신경학, 심리학, 인지과학 등 여러 분야가 연관되거나 포함됩니다. 그런데 뇌과학 역시 인지심리, 인공지능, 철학적 사유 등을 포함하는 넓은 학문이라 어떤 것이 더 포괄적이라 단언하기 어렵다고 말할 수도 있을 것 같습니다. 상황에 따라, 뇌과학이라는 말을 들으면 신경과학도 같이 떠올려주는 게 둘의 관계를 이해하는 좋은 방법일 듯합니다.

5장

통증 치료 실전편

앉아서 일하는 분들을 위한 인체공학

'인체공학과 통증'에서 살펴봤듯이 우리가 흔히 권유받는 바르게 앉는 자세는 통증조절에 큰 영향을 줄 수 없다고 이미 설명했다.

그리고 자세 자체는 만성통증에 영향을 주지 않는다고 또한 설명했다. 앉는 자세를 많이 해야 하는 분들에게는 이렇게 추천한다.

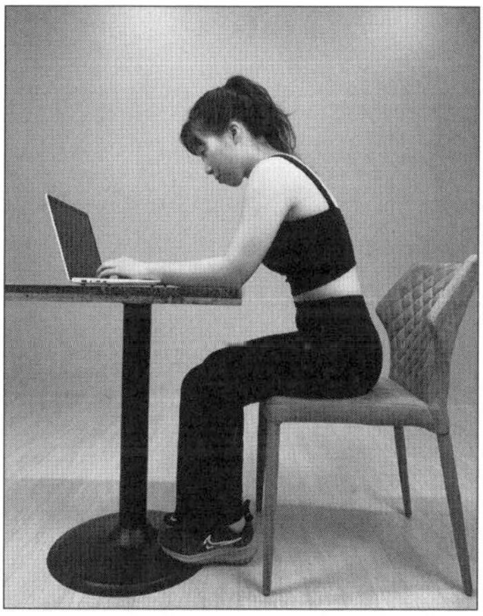
[사진 12] 효율적인 앉은 자세

① 얼마나 앉아 있으면 허리, 목, 어깨 부위에 통증이 생기는지 일단 측정하기를 바란다.

② 만약 25분 정도 후부터 아파지는 것 같으면 20분에 휴대폰 알람을 맞추기를 바란다. 잘 모르겠다면 여전히 20분에 알람을 맞

줘라.

③ 알람이 울리면 일어나서 30초만 걸어 다니고 뻐근하다고 생각되는 부분을 가볍게 1분 정도 움직여 주자. 어떤 식으로든 상관없다. 본인이 기분 좋은 방향으로 가볍게 움직여줘라.

④ 다시 앉아서 일로 복귀하고, 20분 알람을 또 맞춰라.

⑤ 이걸 반복한다.

⑥ 앉는 자세는 우리가 아는 바른 자세의 모습과 반대로 할 것이다. 사실 일반적인 바른 자세의 모습은 인체공학적으로도 맞지 않는다. 인간은 로봇이 아니다.

⑦ 자세교정을 좋아하지 않지만, 아래처럼 해보기를 바란다.

⑧ [사진 12]처럼 배에 힘을 살짝 줘서 배꼽을 잡아당기고, 팔을 책상에 올린 채 일해보기를 바란다. 등은 슬쩍 굽게 두고서 말이다. 중요한 것은 배를 살짝 잡아당긴 힘(강하게 잡아당기는 것이 아니다)을 유지하며 상체는 책상이나 의자 팔걸이에 걸치고 등과 목은 그냥 편한 대로 두고 일해보기 바란다. 저런 자세가 효과를 본단 말인가 하고 의심할 수도 있지만 시도해 보면 상당한 효과를 볼 것이다.

⑨ 가장 중요한 것은 2~4단계의 과정임을 잊지 말라.

호흡은 이렇게 하자

① [사진 13]처럼 편한 자세로 약간 기대는 자세를 취한다.

② 몸의 긴장을 푼다. 목, 어깨, 등, 복부, 골반, 다리 차례로 몸의 긴장이 떨어졌는지 느끼면서 이완하기를 바란다. 몸의 이완이 다 된 자세가 가장 편한 자세이다.

③ 손을 배와 흉곽에(윗배와 갈비뼈들 사이에 걸쳐) 살짝 놓는다.

④ 코로 숨을 들이마시는데 배가 먼저 나오고, 갈비뼈가 옆으로 팽창하고 가슴에 공기가 차오르는 순서대로 한다.

⑤ 가슴에 공기가 차오를 때 가슴이 조금 앞으로 나오는 듯한 느낌이 나도록 한다.

⑥ 숨을 들이마실 때 항문을 완전히 열어준다. 6초에 걸쳐 들이마신다.

⑦ 배, 갈비뼈들, 가슴으로 숨이 차오르는 동안 마시는 공기의 일부가 항문으로 공기가 새어 나갈 수 있다는 느낌으로 들이마신다.

⑧ 6초 동안 들숨을 하고 3초간 참는다.

⑨ 내쉴 때의 입 모양은 두 가지 중 하나로 한다. 촛불을 부는데 꺼지지 않을 정도로 살살 불어내는 입 모양이나, 아랫니와 윗니들을 가깝게 둬서 그 사이로 아주 조금씩 공기가 나가도록 한다.

⑩ 10초에 걸쳐 숨을 내쉬며, 가슴, 갈비뼈, 배가 차례대로 꺼지도록 천천히 그리고 끝까지 내쉰다.

⑪ 배꼽이 등으로 간다는 생각으로 완전히 뱉어낸다. 이때, 항문은 천천히 조여주면서 숨이 다 빠져나갈 때쯤에는 항문을 지긋이 조여준 상태가 되게 한다.

⑫ 1~11단계의 과정을 10분 정도 반복한다. 어려우면 2~3단계에 걸쳐 10분을 채워도 된다.

⑬ 호흡하는 과정에서 내 생각은 내가 들이쉬고 내쉬는 숨이 어디

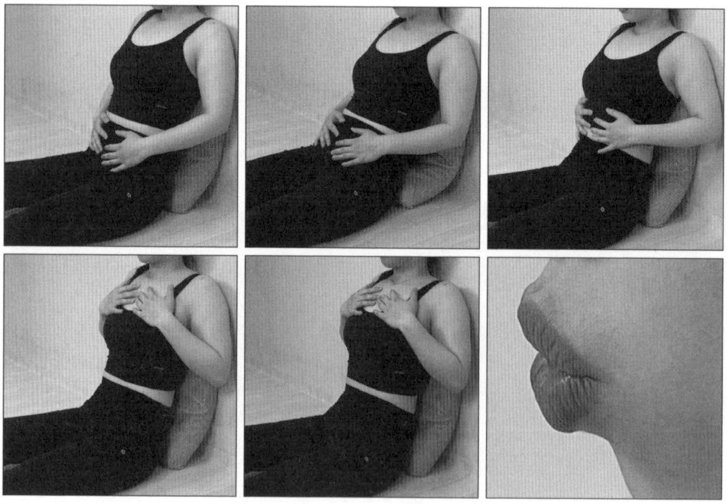

[사진 13] 호흡하기

로 들어가는지만 따라간다. 즉, 공기가 들어가고 나오는 방향을 생각으로 쫓아간다고 생각하며 호흡하기를 바란다. 공기의 흐름만 생각하는 것이다.

셀프 근막 리셋

나는 근육의 유연성도 중요하지만, 온몸을 둘러싸고 있는 근막의 제한이 최소화되는 것이 중요하다고 생각한다. 충분한 수분을 섭취한다는 전제하에 셀프 근막 리셋(SFR, Self Fascia Re-set)을 소개하고자 한다. 이 요법은 따라 하기 쉬우나 연습이 좀 필요할 것이다. 내가 환자를 치료하다 우연히 찾아낸 이 요법의 기본 원리를 소개한다.

첫 번째, 근막은 거미줄처럼 이어진 조밀한 조직이다.
두 번째, 근막은 탄성과 점성을 함께 가지고 있다.
세 번째, 근막은 중력에 대항해 우리 몸의 움직임을 조절해 준다.
마지막으로, 우리는 살아있는 생명체다.

이러한 거창한 생각을 기본으로 만들어졌으나 실행하는 방법은 아주 쉽다. 단지 여기에서 설명하는 방법을 그대로 믿고 따라 해주기만

하면 되지만, 연습이 필요한 분들도 있을 것이다. 누구든 하루에 5분 정도만 연습하면 틀림없이 3~4일 이내에 할 수 있다.

물론 내가 직접 근막이 스스로 움직이게 만든 다음 실시하면 아주 쉽게 되지만 지면상 정보를 전달하는 관계로 여러 번의 연습이 필요하겠다고 생각한다. 근막은 거미줄처럼 이어져 긴장을 서로 다른 지점으로 주고받는다. 그러므로 한곳의 긴장감을 높이거나 낮추면 그 긴장을 맞추기 위해 근막은 스스로 움직인다. 그리고 근막은 몸 전체를 둘러싸고 있으므로 몸의 부분과 전체가 함께 저절로 움직여지는 놀라운 경험을 하게 될 것이다. 놀라지 말고 그냥 몸이 가는 대로 따라가 주기만 하면 된다.

셀프 근막 리셋을 할 때 중요한 것은 움직임이 일어나면 그대로 따라가는 것이며, 통증을 만들거나 불편한 동작으로 근막이 이끌어 가면 멈추면 그만이다. 일반적 스트레칭이 아닌 나의 셀프 근막 리셋을 매일 시행하면, 통증조절뿐만 아니라 건강 측면에서 여러 가지 효과를 가져올 것이다.

확실히 밝혀진 부분은 아니라 효과를 자세하게 설명하지는 않겠으나, 몇 달 꾸준히 하다 보면 놀라운 경험을 하게 되는 경우도 많을 것이다. '내 몸의 근막이 이렇게도 많은 일을 하고 있었구나'하고 놀랄 것이다. 셀프 근막 리셋 시행 시에는 세 가지만 지키면 된다.

첫 번째, 몸이 가는 곳으로 몸을 그냥 그대로 둔다. 근막의 움직임이 스스로 일어날 때, 저항하지 말고 몸이 따라가게 그대로 두어라.

두 번째, 근막이 스스로 움직일 때 통증이 심해지거나 불쾌한 동작이 나오면 멈추면 그만이다. 그리고 다시 시행하면 된다.

세 번째, 이 방법을 익힌 후, 1회 시행 시 3~5분을 시행하고, 일주일 3~4회는 꼭 해주기를 바란다.

앉아서 셀프 근막 리셋하는 방법

① [사진 14]처럼 팔을 양쪽으로 쭉 스트레칭을 하자.

② 1단계 동작, 팔을 몸통에서 밖으로 스트레칭을 하는 힘을 유지하자.

③ 계속 유지하다 보면 조그만 움직임이 일어나기 시작한다. 주로 몸통에서(목이 될 수도 있고, 골반이 될 수도 있다) 움직임이 먼저 발생하는데, 몸통이 한쪽으로 굽는 경우로 시작되는 경우가 많다.

④ 몸통이 한쪽으로 휘어지거나, 회전하는 움직임이 시작된다.

⑤ 몸이 휘는 방향으로 그대로 몸이 가게 내버려 둬라. 천천히 동작이 일어난다.

⑥ 몸이 더 이상 가지 못하면 살짝(1~3초 정도) 멈춤이 일어난다. 이후 다시 근막이 스스로 다른 방향으로 잡아당긴다. 이때, 몸통의 움직임으로 나올 수도 있고, 목의 움직임으로 나올 수도 있는 등 개인마다 다르다.

⑦ 이렇게 움직임이 일어나기 시작할 때 대부분 저항하고 스스로

멈춰 버리는데 멈추지 말고 그대로 몸이 움직이는 대로 둬라.

⑧ 그 이후는 같은 방법으로 몸에서 알아서 움직임이 일어날 것이다.

⑨ 움직임이 발생하는 데로 그대로 따라가기만 하면 된다.

⑩ 개인마다 모두 다른 형태의 움직임이 발생하며, 매일 다른 움직임이 발생한다.

⑪ 움직임 도중, 근막이 스스로 멈추는 경우가 있는데, 주로 그 부분이 근막의 제한이 많은 부위이다. 조금 기다리면 근막이 움직임을 다시 스스로 만든다.

⑫ 움직임의 형태는 [사진 14]의 형태로 나오지 않고 개인마다 다르게 나온다.

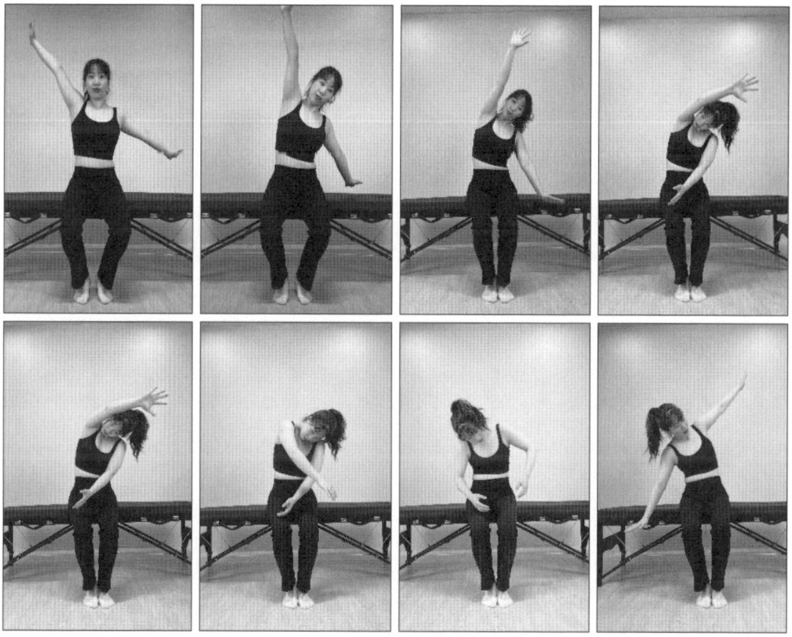

[사진 14]

누워서 셀프 근막 리셋하는 방법

① 사진과 같이 눕는다.

② 한 팔과 한 다리의 스트레칭을 사진과 같이 진행한다.

③ 또는 앉아서 스트레칭을 했던 방법처럼, 두 팔을 누운 채 몸에서 밖으로 스트레칭을 한다.

④ 앉아서 셀프 근막 리셋하는 방법의 4~11단계처럼 움직임이 발생하는 데로 그대로 따라간다.

⑤ 앉아서 셀프 근막 리셋할 때와 마찬가지로, [사진 15]와 같은 움직임이 나오지 않고 개인마다 움직임이 다르게 나타난다.

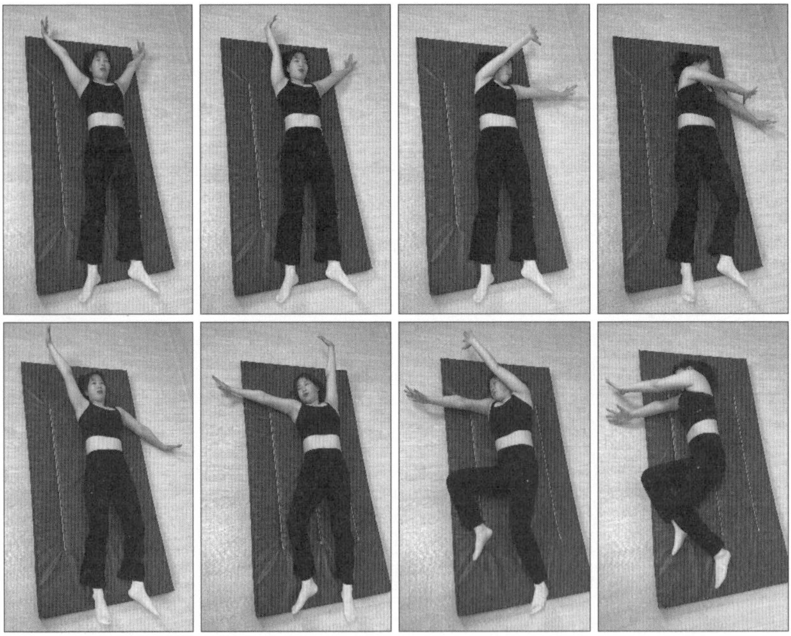

[사진 15]

▼

운동 이미지 트레이닝

① 사진에 나와 있는 동작들을 보고 내가 실제로 그 동작을 한다고 떠올린다. 특히 사진에 나와 있는 허리 부분을 집중적으로 떠올리면서 이미지 트레이닝을 한다.

② 사진에 적응되어 쉬워지면, 평소에 잡지, 인터넷 동영상, 아니면 영화를 보면서 등장인물들이 하는 동작을 내가 한다고 상상한다. 이때 허리 부분을 집중적으로 시각적으로 보면서 시행한다.

③ 이틀에 1회씩 10분 정도 운동 이미지 트레이닝을 시행한다.

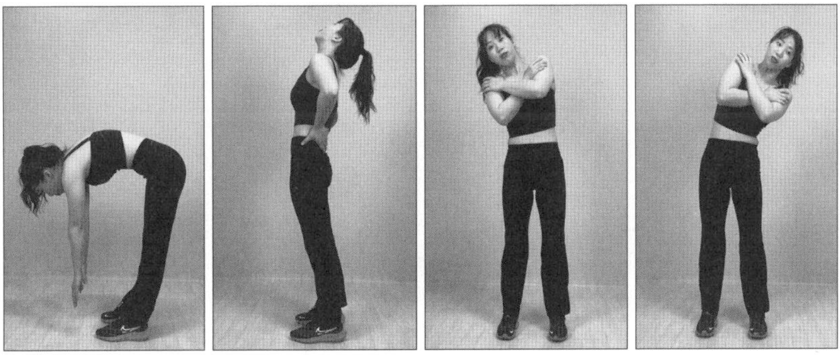

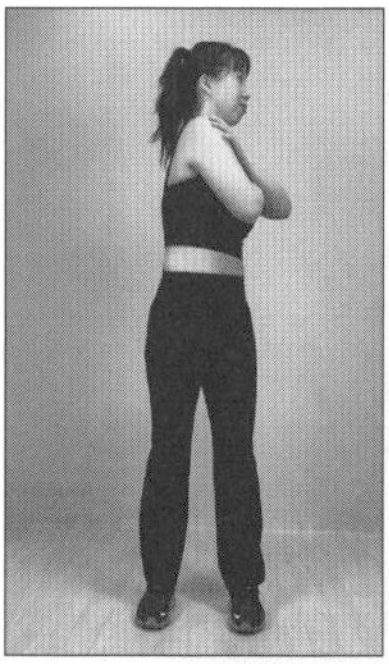
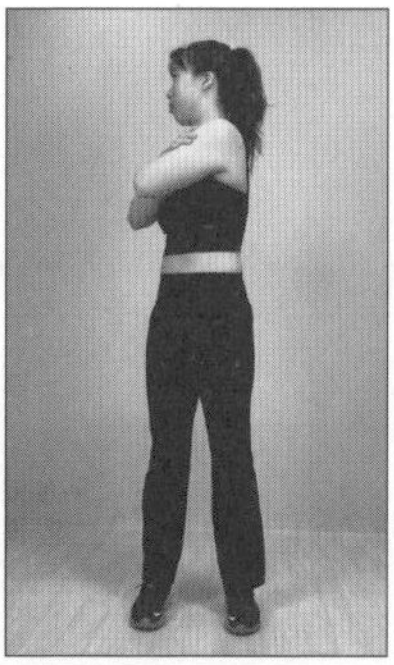
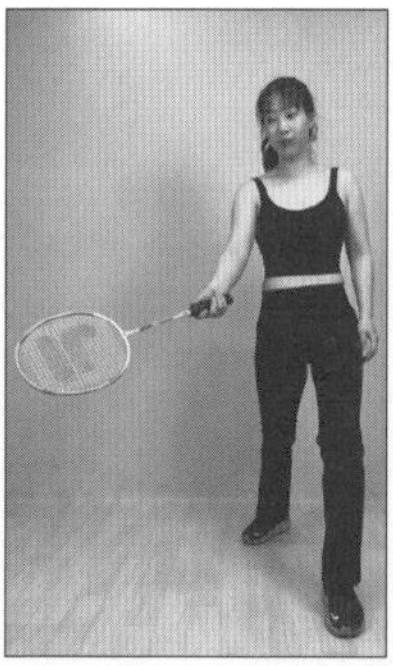
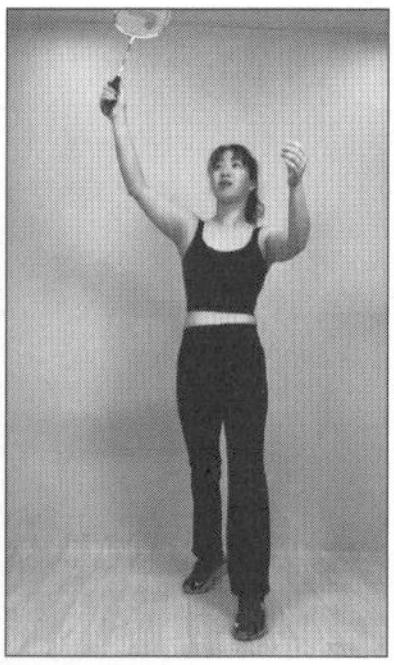
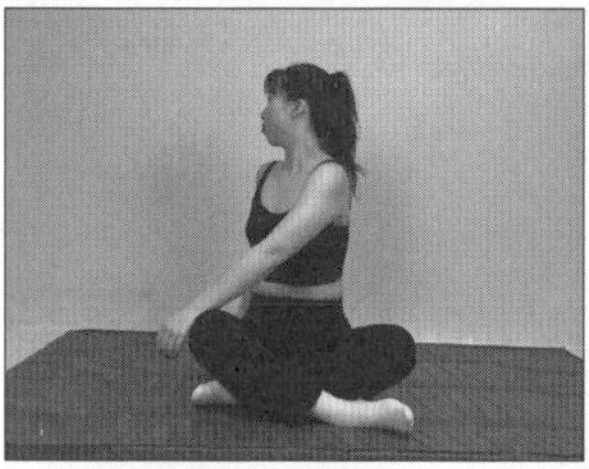
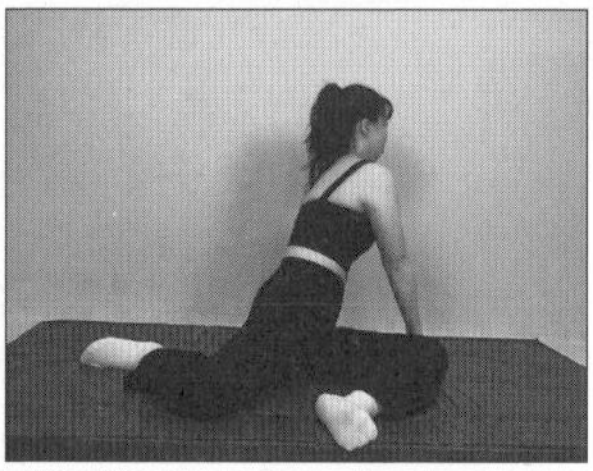
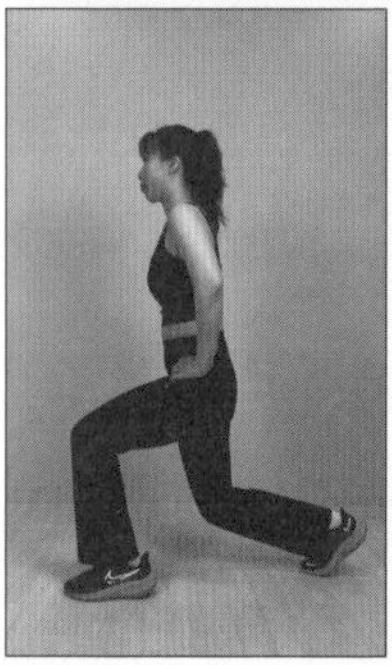
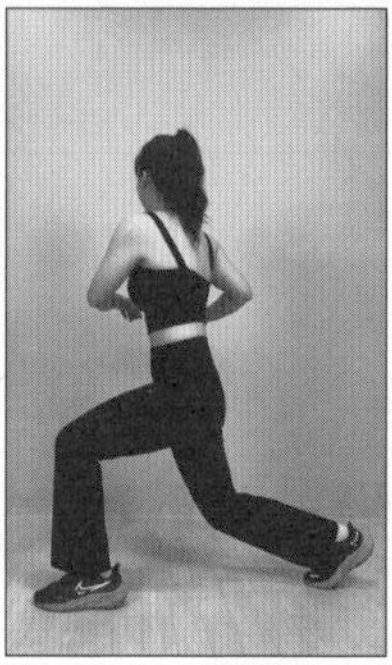
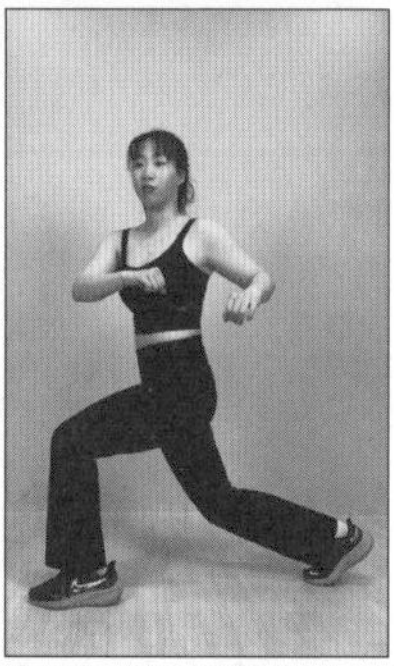
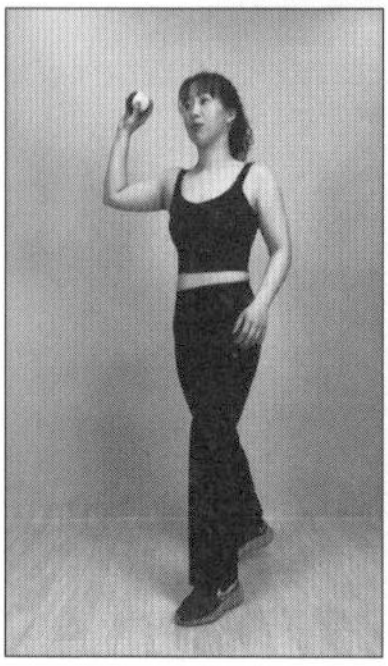
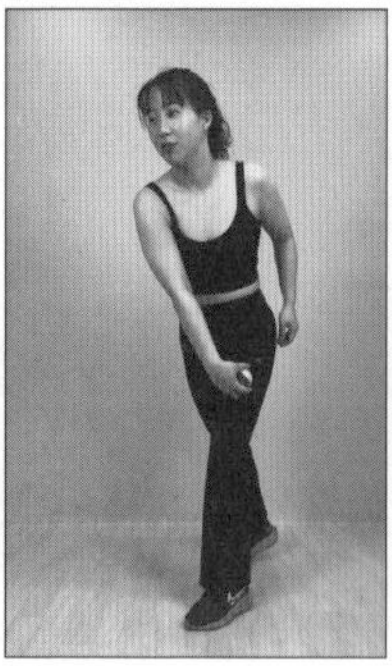
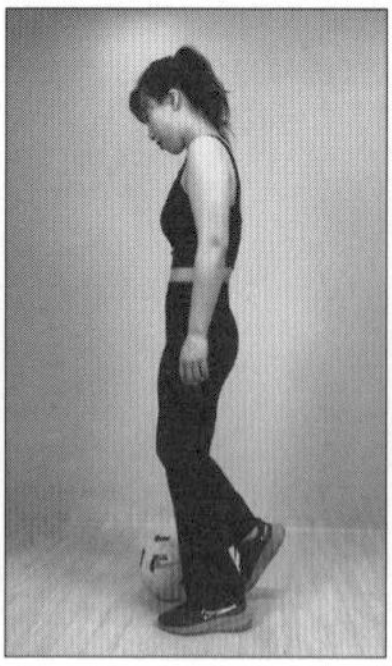
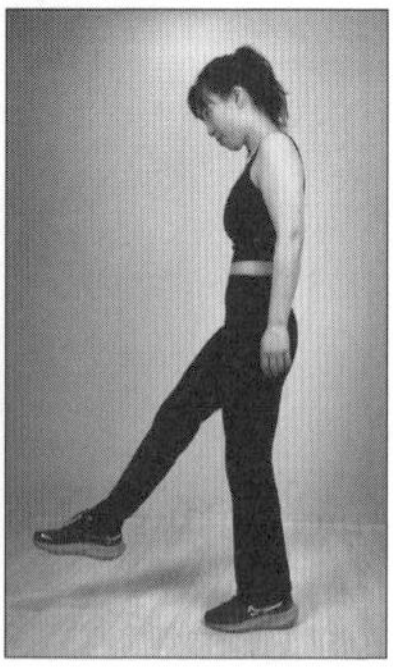

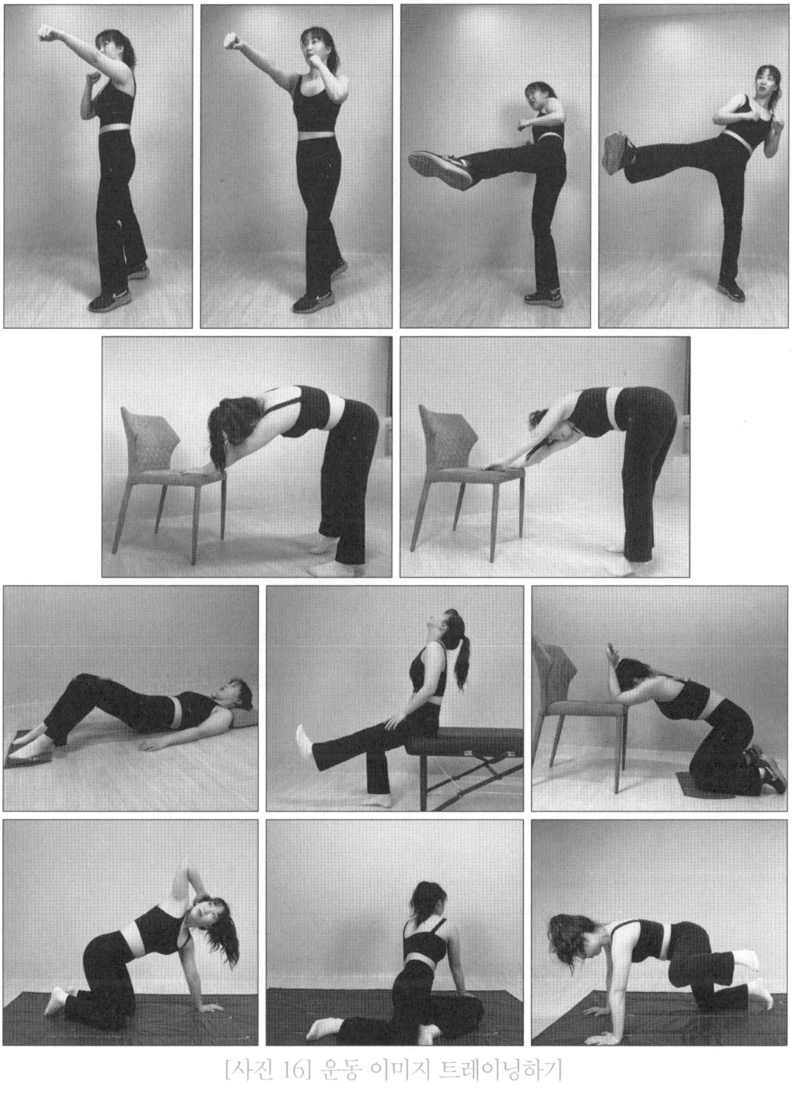

[사진 16] 운동 이미지 트레이닝하기

오른쪽/왼쪽 알아맞히기

① [사진 17]의 각 동작들의 허리 부분들을 눈여겨보면서 허리의 오른쪽과 왼쪽이 어딘지 최대한 빠르게 손가락으로 찾는다.

② 다시 맨 처음 사진으로 돌아와, 사진에 나온 동작들의 허리 부분들을 보며 손가락을 쓰지 말고 눈으로만 왼쪽, 오른쪽을 번갈아 가며 찾는다.

③ 이틀에 1회씩 10분 정도 하면 좋다.

④ 적응되면 책을 여러 각도로 돌려가며 다시 시행한다.

⑤ 이후 사진들에 적응되어 너무 쉬워지면, 평소에 잡지, 인터넷 동영상, 아니면 영화를 보면서 등장인물들의 허리 오른쪽, 왼쪽을 번갈아 맞추는 게임을 스스로 하시면 된다.

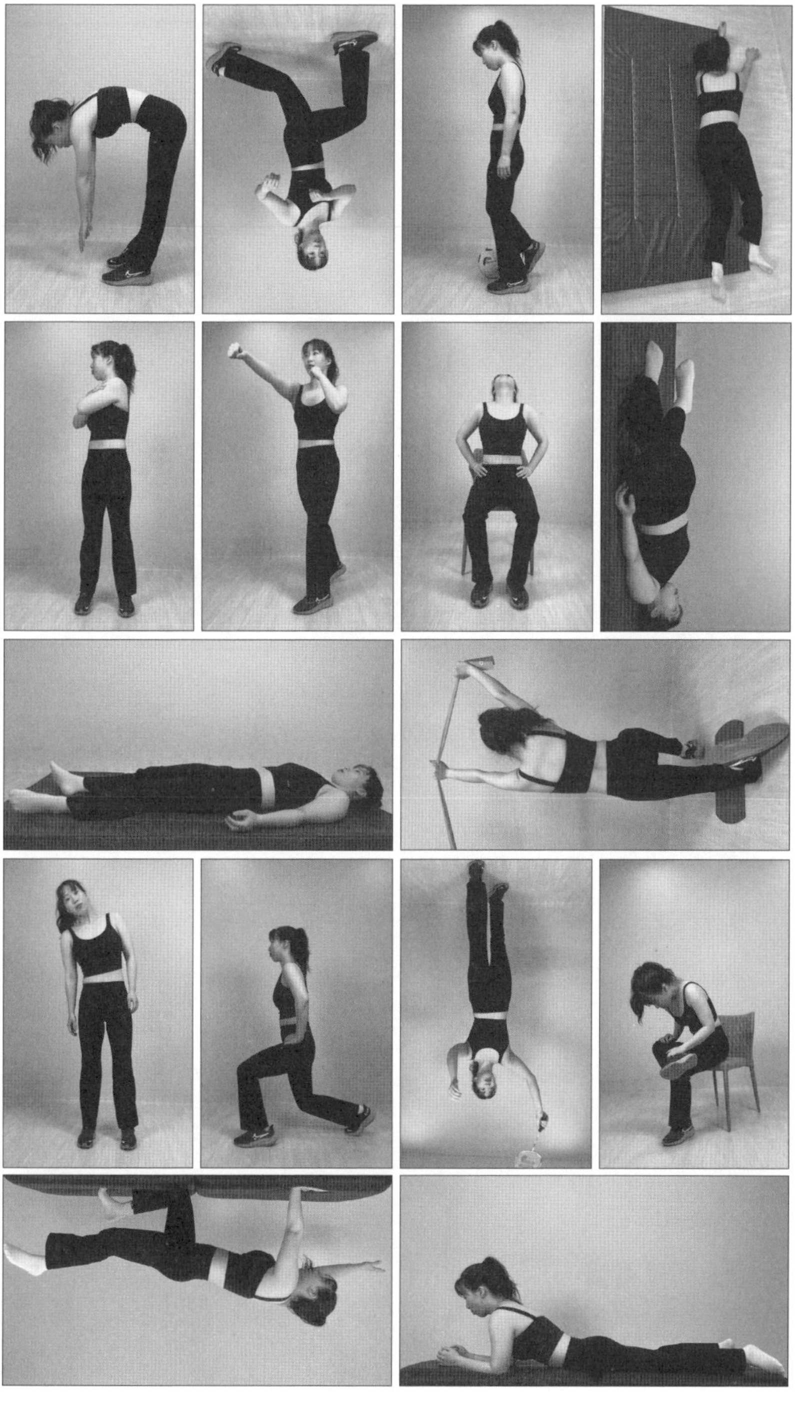

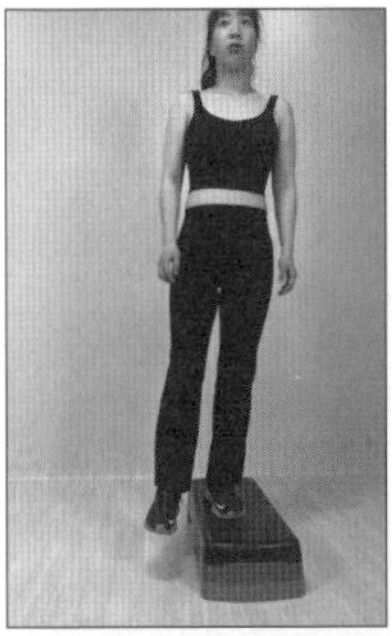
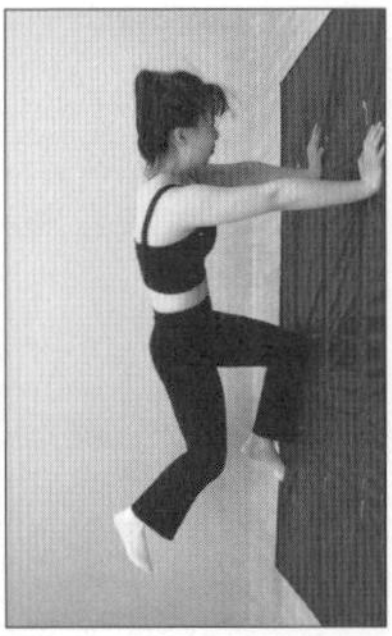
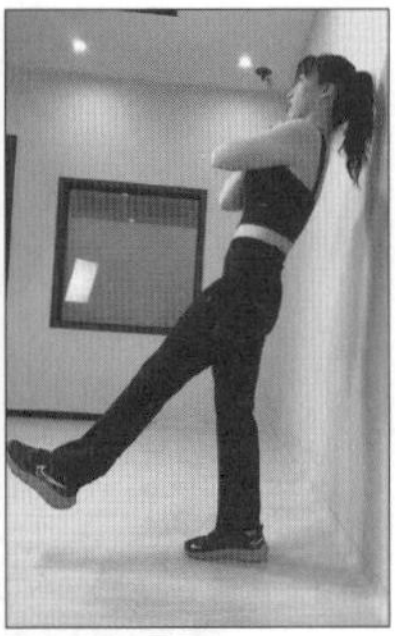
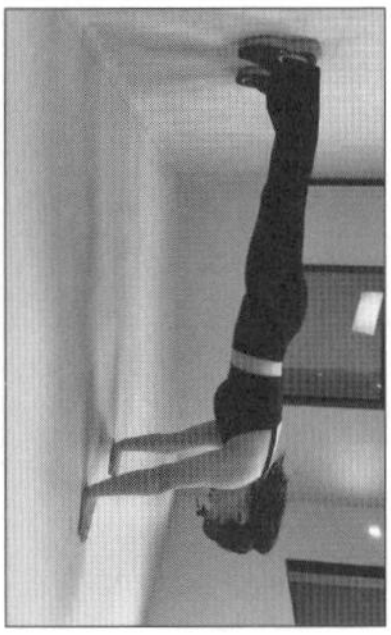
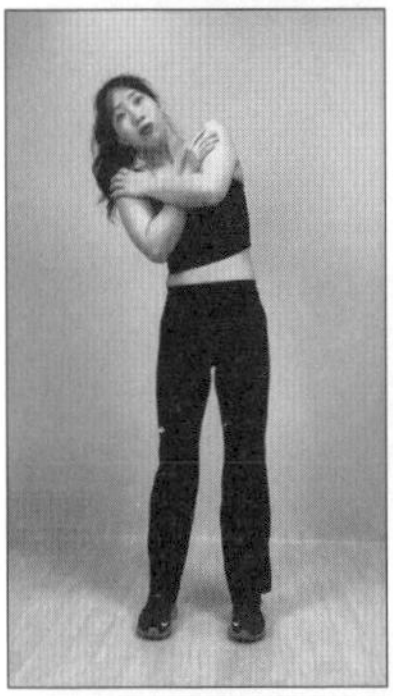
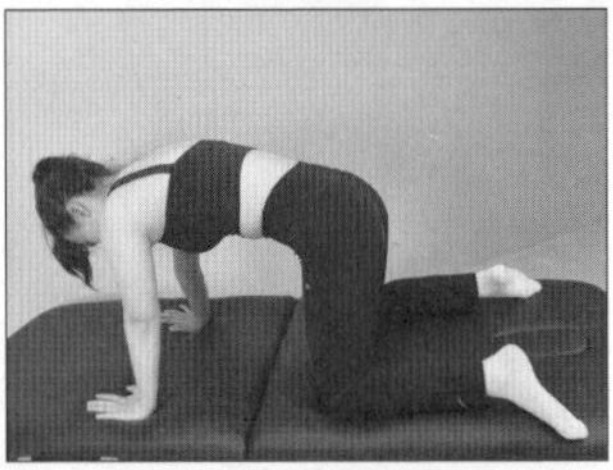
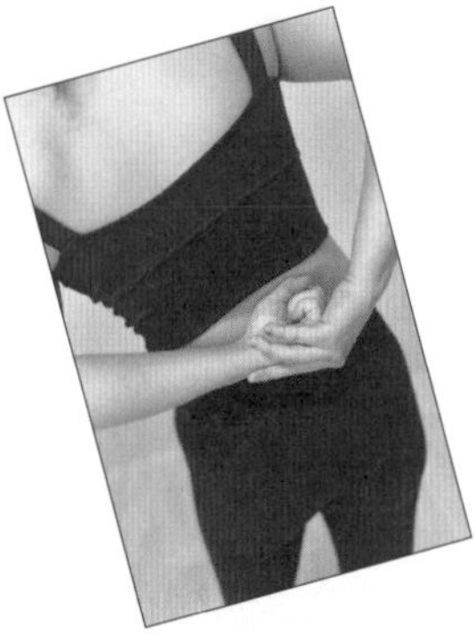
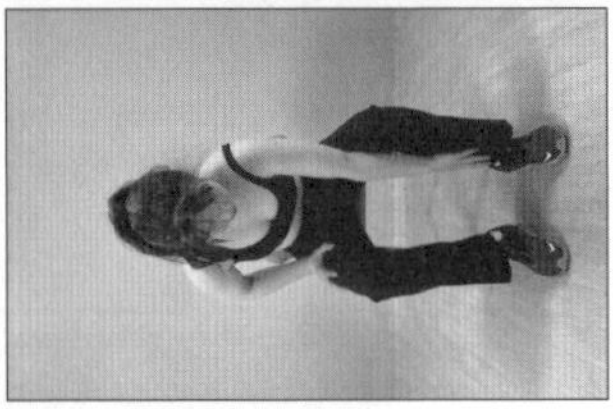
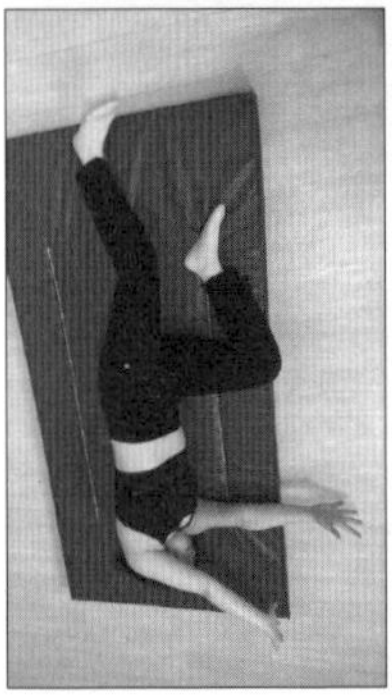
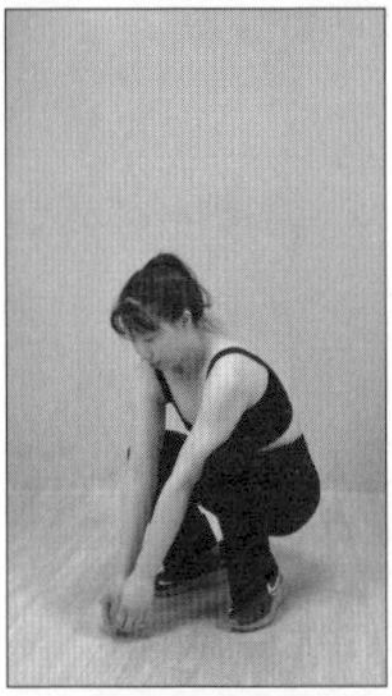
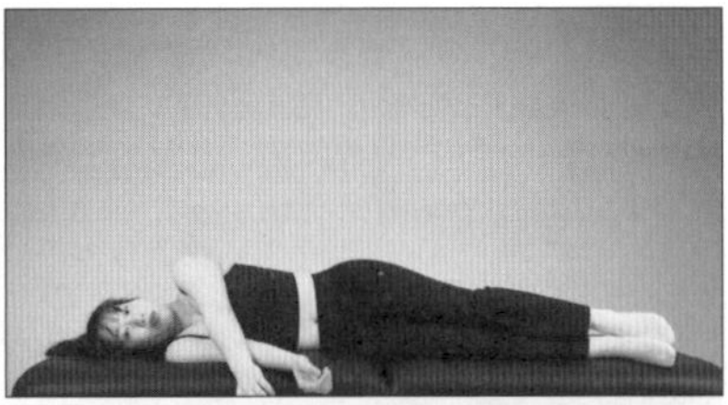
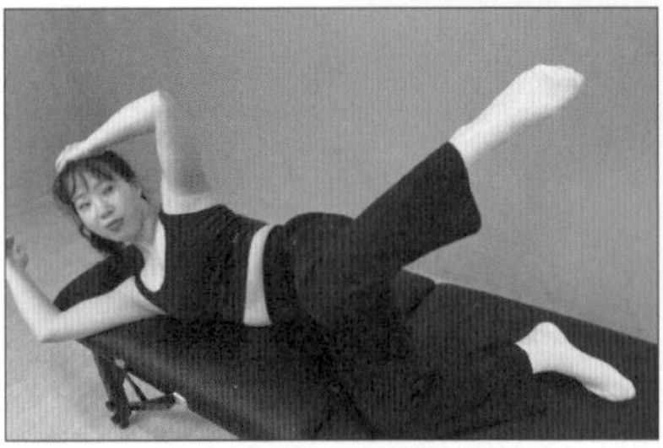
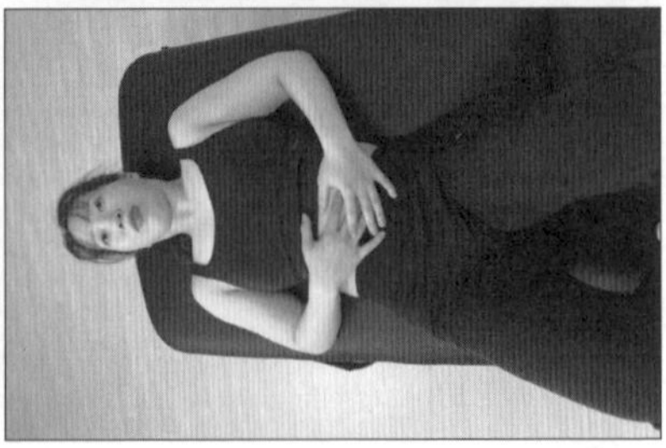

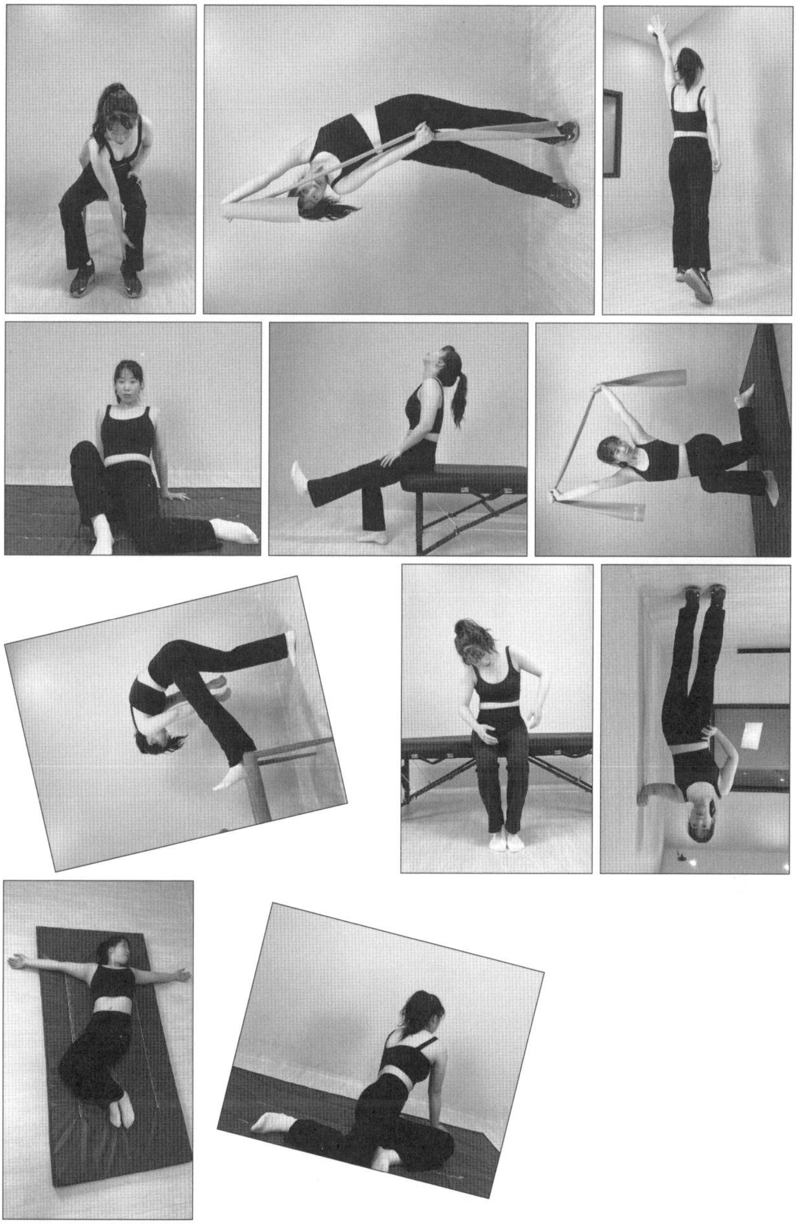

[사진 17] 오른쪽/왼쪽 알아맞히기

▼

움직임 평가

굴곡/신전 평가

① 아래 두 동작을 각각 5회씩 실시한다. 두 가지 동작 중 '통증 없이 시행할 수 있거나 덜 불편하게 움직일 수 있는 동작'을 찾는다.

② 처음의 굽히는 동작이 더 쉬우면 굴곡 패턴 움직임(237페이지)을 시행한다.

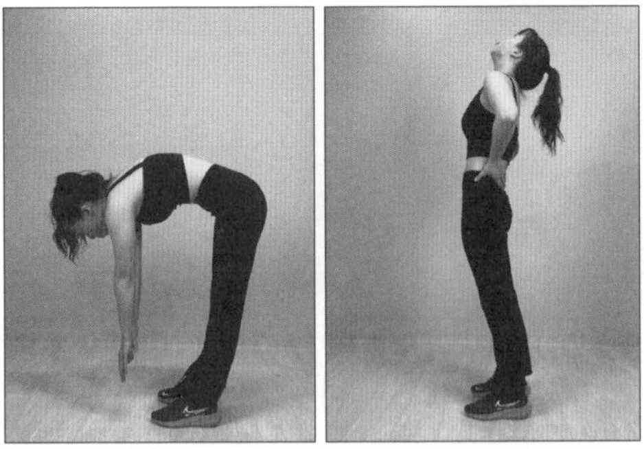

[사진 18]

③ 뒤로 젖히는 동작이 더 쉬우면 신전 패턴 움직임(257페이지)을 시행한다.

굴곡 패턴 움직임

좌골 신경 스트레칭

다리가 저린 증상이 있는 경우, 증상이 있는 다리 쪽으로 좌골 신경 스트레칭을 적용한 후 첫째 날 굴곡 패턴 움직임을 시작한다.

① 의자 끝에 앉는다. 이때 발이 바닥에 닿아야 한다.

② 고개를 숙이며 다리를 굽힌다.

③ 바로 고개를 젖히며 무릎을 펴고 발목을 젖혀준다.

④ 10회씩 2세트를 시행한다.

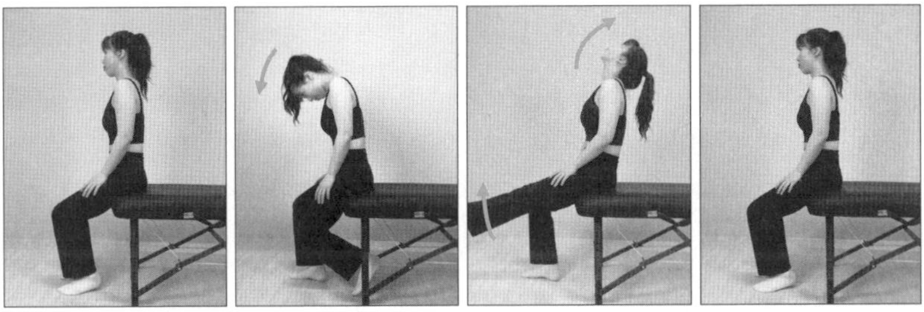

[사진 19]

첫째 날 굴곡 패턴 움직임

굴곡 패턴 움직임 1

① 편하게 누워 다리를 사진과 같이 굽힌다.

② 두 다리를 감싸 잡아 가슴 쪽으로 잡아당긴다.

③ 이때 머리를 살짝 들어준다. 3초간 유지하고 이완한다.

④ 앉아서 다리를 쭉 펴준다.

⑤ 허리를 굽혀 발목이나 발을 잡는 스트레칭을 시행한다. 3~5초간 유지한다.

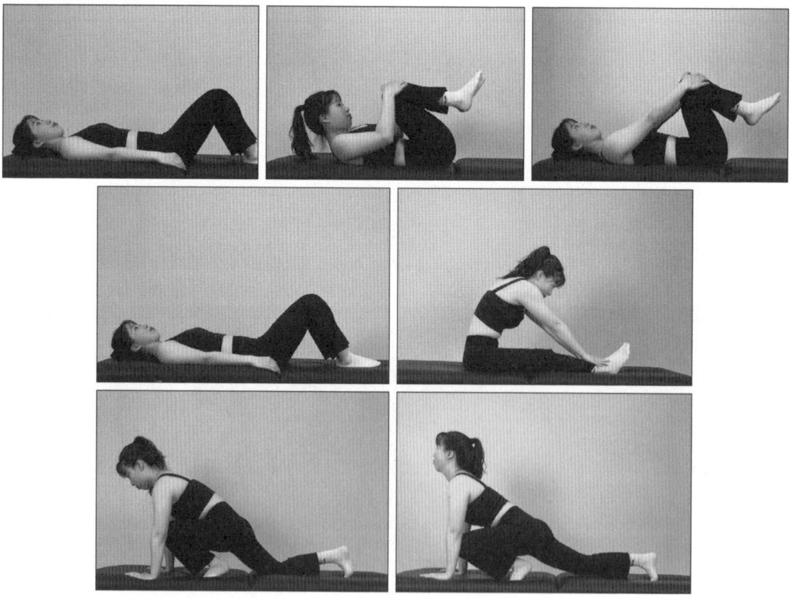

[사진 20]

⑥ 사진처럼 왼쪽 무릎은 굽히고 오른쪽 무릎은 굽힌 채 바닥에 내려둔다.

⑦ 허리를 쭉 펴서 오른쪽 고관절 앞쪽이 스트레칭이 되도록 한다. 5초간 유지한다.

⑧ 발을 바꾸어 왼쪽 고관절 스트레칭을 시행한다.

⑨ 전체 동작을 5회 실시한다.

굴곡 패턴 움직임 2

① 의자 끝에 앉는다. 발목을 잡고 허리를 숙인다.

② 다리를 벌려 다리 사이로 두 팔을 집어넣어 최대한 허리를 숙여 스트레칭을 한다. 스트레칭 자세를 5~7초간 유지한다.

③ 1, 2단계를 5회 반복한다.

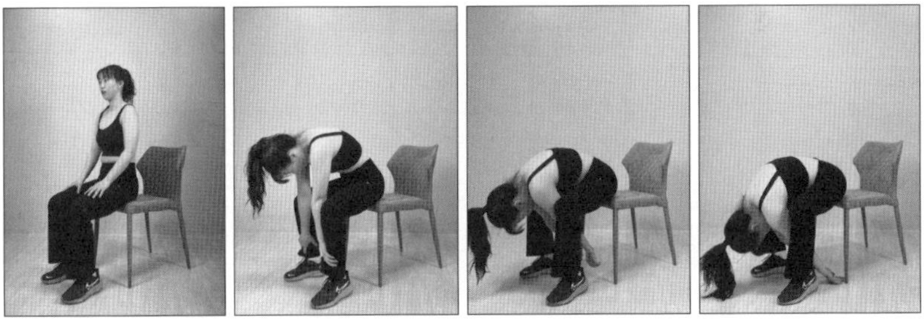

[사진 21]

굴곡 패턴 움직임 3

① 사진과 같이 네발기기 자세를 취한다.

② 두 다리 사이로 엉덩이를 내리며 스트레칭을 한다. 5초간 유지한다.

③ 다시 네발기기 자세로 돌아와 왼쪽 무릎을 왼손 쪽으로 10cm 정도 이동한다.

④ 엉덩이를 다시 두 다리 사이로 내리며 스트레칭을 한다. 5초간 유지한다.

⑤ 네발기기 자세로 돌아와 이번에는 오른쪽 무릎을 오른손 쪽으로 10cm 정도 이동한다.

⑥ 엉덩이를 다시 두 다리 사이로 내리며 스트레칭을 한다. 5초간 유지한다.

⑦ 1~6단계 과정을 5회 실시한다.

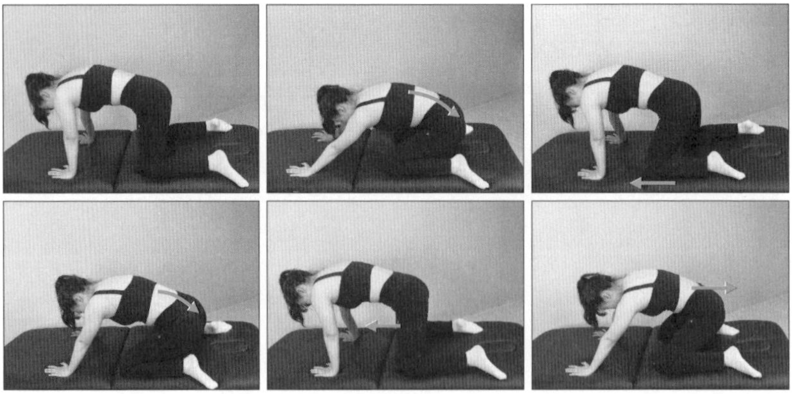

[사진 22]

굴곡 패턴 움직임 4

① 누워서 무릎을 굽힌다. 배에 손을 올리고 숨을 들이쉰다.

② 숨을 5초간 내쉬며 배를 등 쪽으로 잡아당긴다.

③ 배가 들어간 상태를 유지하며 엉덩이를 들어 올린다. 5초간 유지한다.

④ 1~3단계를 5회씩 2세트를 반복한다.

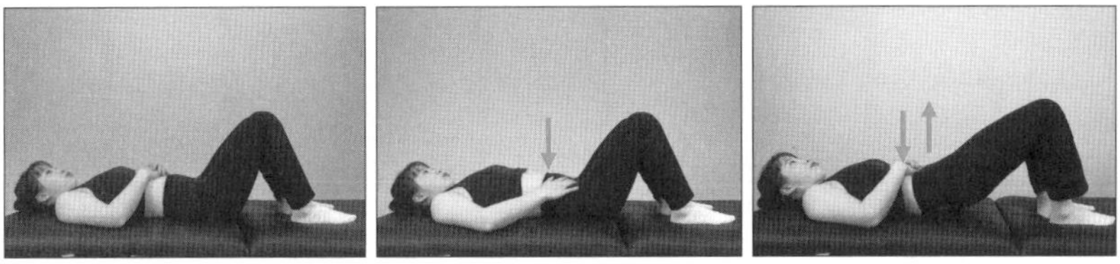

[사진 23]

신전을 위한 자가 도수치료

① 일어서서 사진과 같이 수건을 허리에 두르고 양손으로 앞쪽으로 잡아당긴다.

② 앞쪽으로 당기는 힘을 유지하며 수건을 위로 잡아당긴다(양쪽 팔꿈치를 굽힌다 생각하면 된다).

③ 1, 2단계의 힘을 유지한 채로 허리를 뒤로 젖힌다.

④ 허리를 뒤로 젖힐 때 허리가 덜 불편하게 느껴지는 위치가 최상의 수건 위치이다. 최상의 위치를 찾아서 1~3단계를 5회씩 2세

트 반복한다.

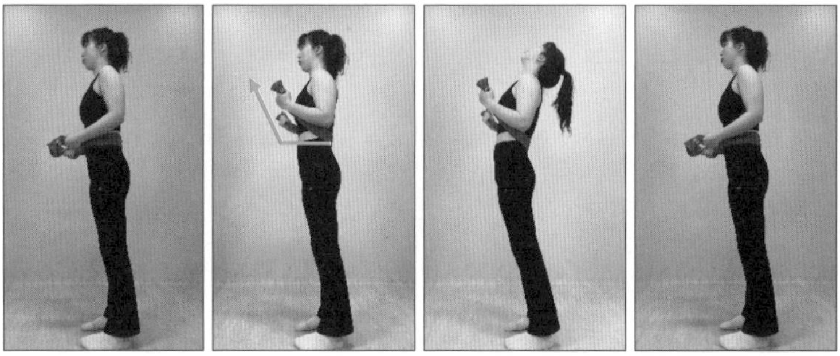

[사진 24]

굴곡 패턴 움직임 5

① 사진처럼 엎드려 가슴 아래에 베개를 위치하게 한다.

② 이때 고개는 왼쪽이나 오른쪽 상관없이 더 편한 쪽으로 돌리면 된다. 그리고 30초간 누운 채 유지한다. 고개를 다시 중앙으로 위치하게 한 후 두 팔꿈치가 어깨 아래에 위치하게 한다.

③ 팔꿈치로 바닥을 밀며 가슴을 앞으로 내민다. 3초간 유지한다.

④ 1~3단계를 5회 반복한다.

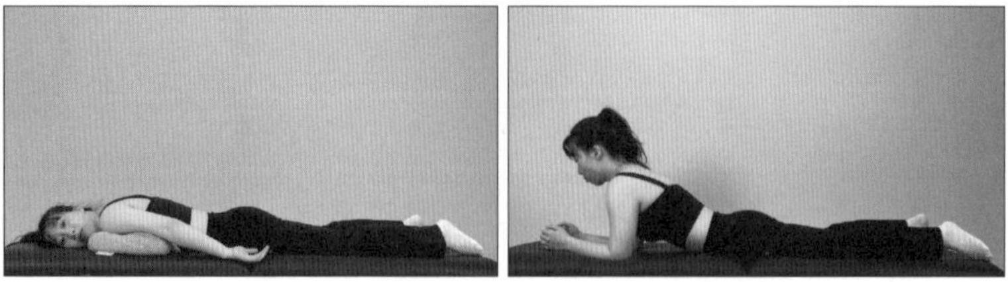

[사진 25]

굴곡 패턴 움직임 6

① 편하게 누워 다리를 사진과 같이 굽힌다.

② 두 다리를 감싸 잡아 가슴 쪽으로 잡아당긴다.

③ 이때 머리를 살짝 들어준다. 3초간 유지한다.

④ 다리를 가슴 쪽으로 잡아당기는 힘을 유지하며 5초에 걸쳐 다리를 서서히 바닥으로 내린다. 즉, 다리가 머리 쪽으로 가는 힘을 견디며 내리는 것이다. 이때 머리도 같은 리듬으로 천천히 내려준다.

⑤ 1~4단계를 7회 반복한다.

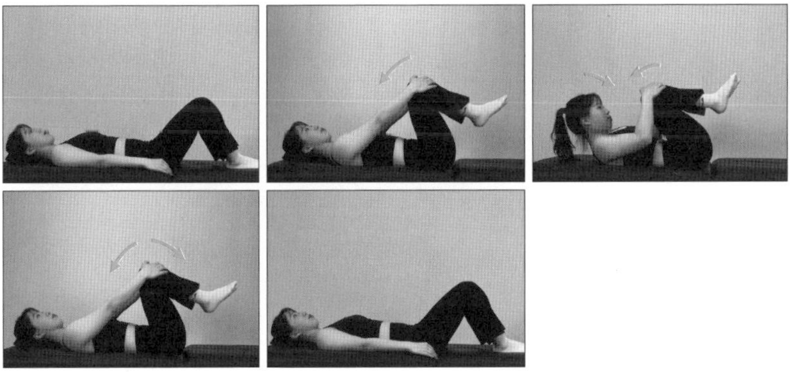

[사진 26]

굴곡 패턴 움직임 7

① 사진과 같이 허리를 펴고 앉아 운동 밴드가 팽팽해지도록 뒤쪽으로 고정해준다.

② 허리를 편 자세를 최대한 유지하며 5초에 걸쳐 천천히 배만 집어넣는다. 이때 운동 밴드가 등 쪽으로 계속 몸을 당기고 있는 상태를 유지한다. 즉, 배가 들어가는 방향과 운동 밴드가 당기는 힘의 방향이 같은 방향으로 향한다.

③ 1, 2단계를 7회 반복한다.

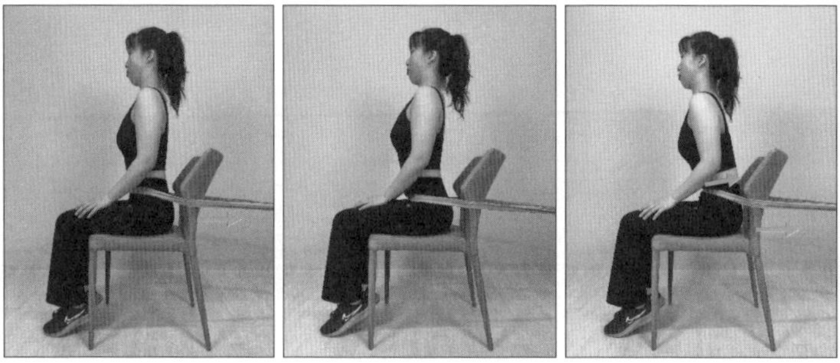

[사진 27]

굴곡 패턴 움직임 8

① 사진과 같이 왼쪽 무릎은 굽히고 오른쪽 다리를 펴준다.

② 오른발을 바닥으로 지그시 누른 채 허리를 굽혀 스트레칭을 시행한다. 5초간 유지한다. 발을 바꿔 왼쪽 다리도 시행한다.

③ 1, 2단계를 7회 반복한다.

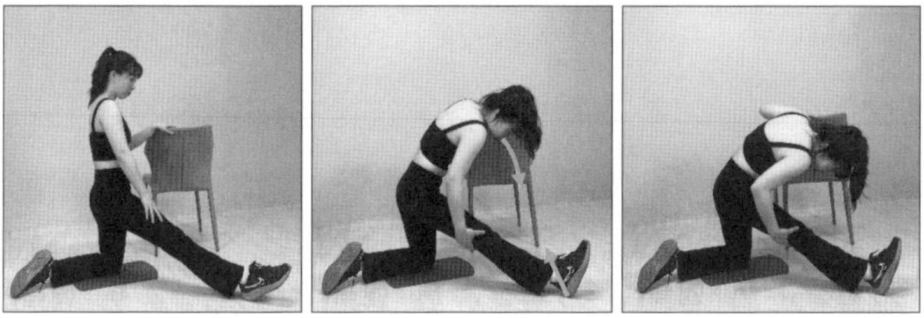

[사진 28]

굴곡 패턴 움직임 9

① 의자에 기대어 베개를 등 뒤에 받힌다.

② 두 손을 머리 뒤로 하고 가슴을 내밀며 등을 뒤로 젖힌다. 3초간 유지한다.

③ 1, 2단계를 5회 반복한다.

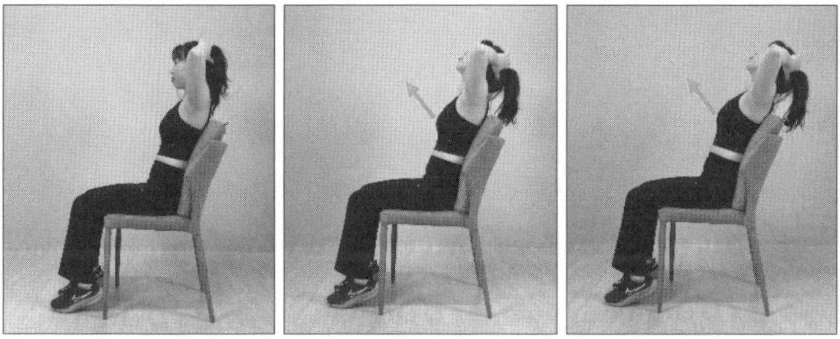

[사진 29]

굴곡 패턴 움직임 10

① 사진과 같이 네발기기 동작을 취한다.

② 운동 밴드를 사진과 같이 허리 쪽에 팽팽하게 두른다.

③ 배를 최대한 잡아당기며 허리를 위쪽으로 둥글게 말아준다.

④ 배를 앞으로 내밀며 허리를 아래쪽으로 떨어지게 하는데 이때 이 동작을 최대한 천천히 시행한다. 그러면 운동 밴드의 힘의 방향과 허리가 내려가며 배가 나오는 방향이 일치하게 된다.

⑤ 1~4단계를 5회씩 2세트를 반복한다.

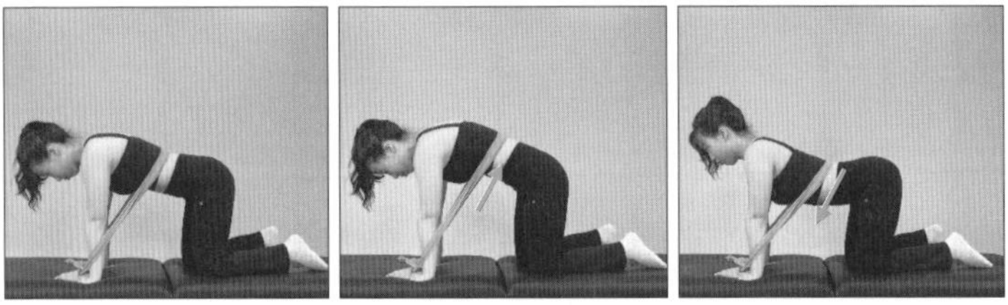

[사진 30]

굴곡 패턴 움직임 11

① 사진과 같이 팔꿈치를 벽에 기대고 배를 살짝 잡아당긴다.

② 배를 앞으로 내밀며 허리를 벽 쪽으로 떨어트린다. 3초간 유지한다.

③ 1, 2단계를 5회 반복한다.

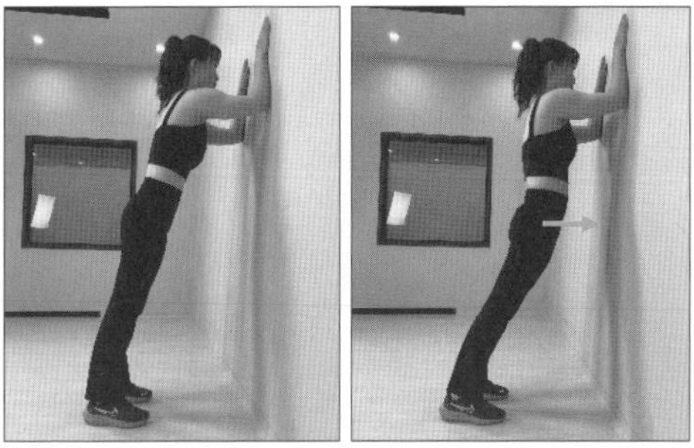

[사진 31]

굴곡 패턴 움직임 12

① 사진과 같이 두 손을 합장하며 손바닥을 서로 슬며시 밀어주는 힘을 유지한다.

② 배를 등 쪽으로 살짝 잡아당긴 채로 합장을 유지하며 팔을 가능한 범위 내로 위로 들어 올린다. 이때 코로 숨을 천천히 들어 마시며 시행한다.

③ 코로 천천히 숨을 내쉬며 팔을 천천히 내려서 시작 동작으로 돌아온다.

④ 1~3단계를 5회씩 2세트를 반복한다.

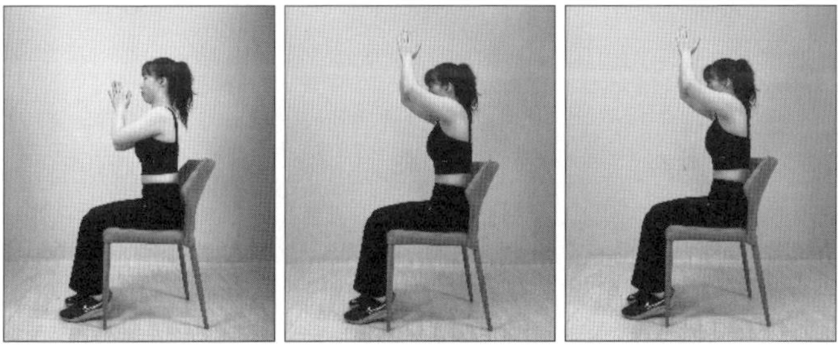

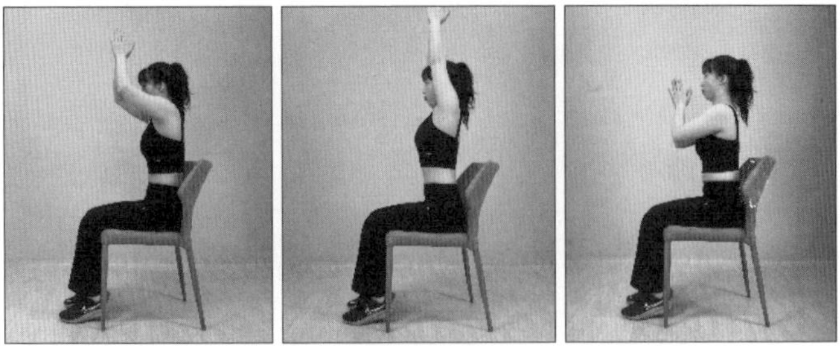

[사진 32]

둘째 날 굴곡 패턴 움직임

굴곡 패턴 움직임 1

① 옆으로 누워서 시작한다.

② 두 다리를 사진처럼 굽히며 동시에 상체를 굽혀준다.

③ 상체와 두 다리를 세 번째 사진의 자세로 천천히 펴준다.

④ 왼손으로 머리를 잡고 들어 올리며 왼쪽 허리를 측면으로 굽히며 왼쪽 다리를 사진과 같이 들어 준다.

⑤ 오른쪽도 같은 방법으로 1~4단계를 시행한다. 양쪽을 4회씩 2세트 반복한다.

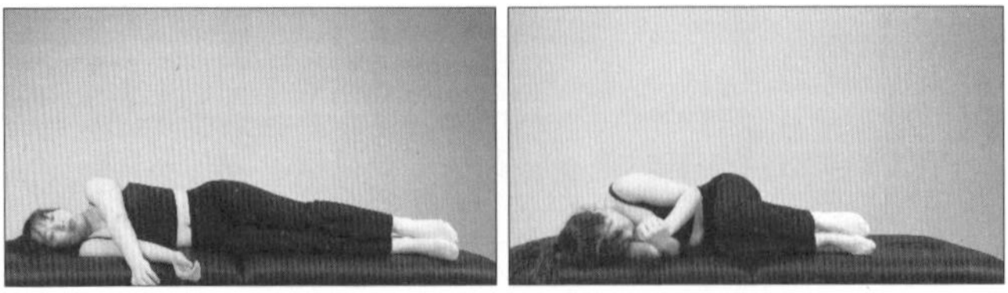

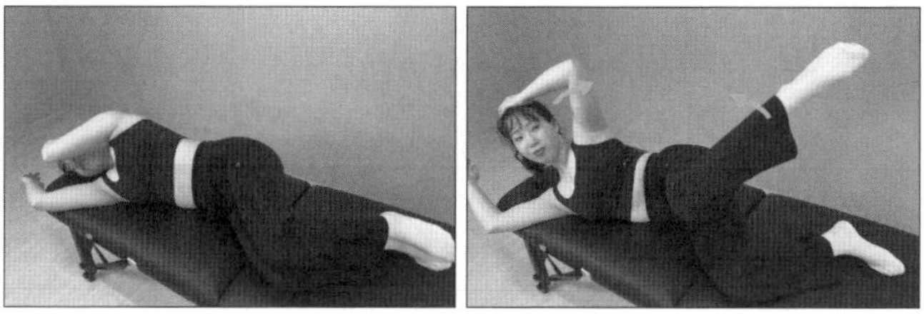

[사진 33]

굴곡 패턴 움직임 2

① 네발기기 자세를 취한다.

② 왼손을 사진처럼 왼쪽 머리에 올린다.

③ 왼쪽 팔꿈치가 오른쪽 팔꿈치 뒤로 가는 방향으로 상체를 회전했다가 네발기기 자세로 돌아온다.

④ 같은 방법으로 팔꿈치를 편 채로 시행한다.

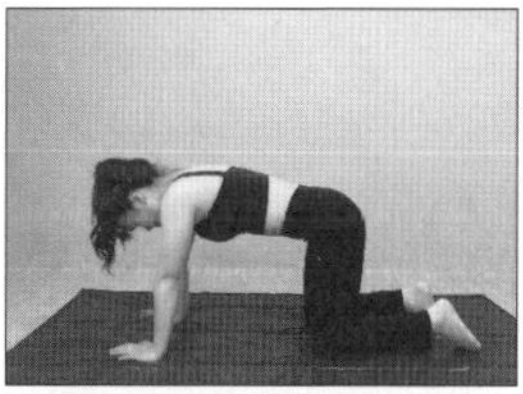

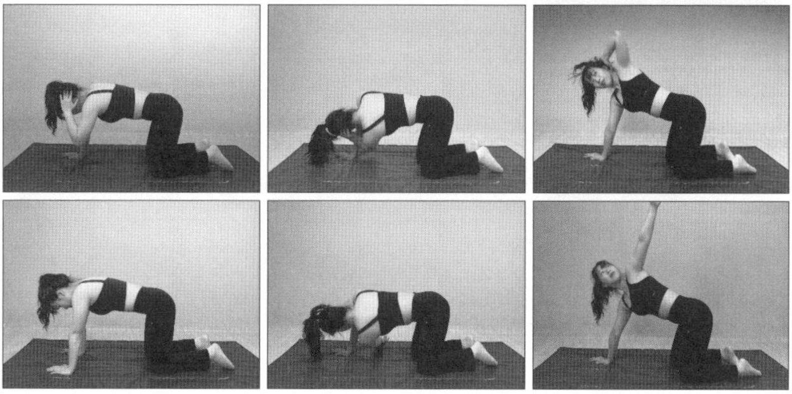

[사진 34]

⑤ 오른쪽 역시 1~4단계의 방식으로 시행한다. 양쪽에서 각각 5회씩 2세트를 반복한다.

굴곡 패턴 움직임 3

① 네발기기 자세를 취한다.
② 강아지가 자기 꼬리를 보듯이, 머리를 왼쪽으로 회전시키면서 왼쪽 엉덩이를 바라본다. 이때 왼쪽 허리의 측면이 자연스럽게 굽혀지며 왼쪽 엉덩이 역시 왼쪽으로 돌게 된다.
③ 같은 방법으로 오른쪽도 시행한다. 양쪽에서 5회씩 반복한다.

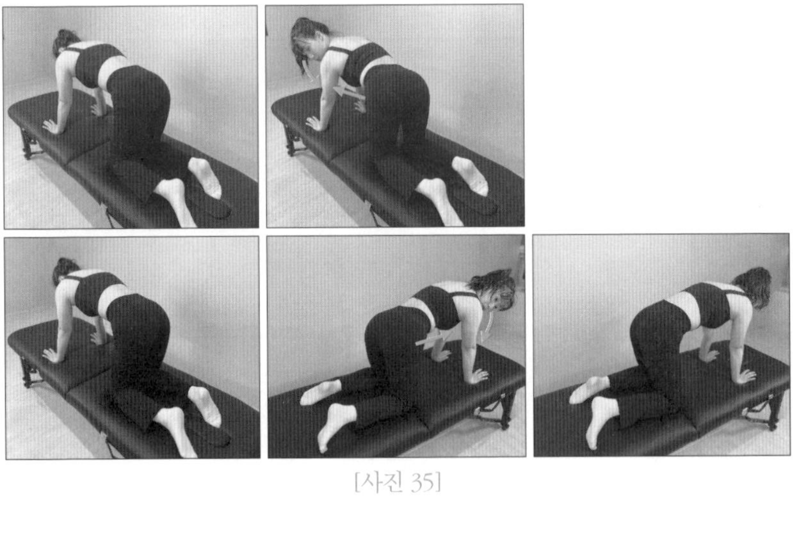

[사진 35]

굴곡 패턴 움직임 4

① 사진과 같이 누워서 다리를 구부린다.

② 배에 힘을 살짝 준 채로 오른쪽 팔꿈치와 왼쪽 무릎이 닿게 허리를 구부리며 틀어준다.

③ 같은 방법으로 왼쪽 팔꿈치와 오른쪽 무릎이 닿게 시행한다.

④ 5회씩 반복한다.

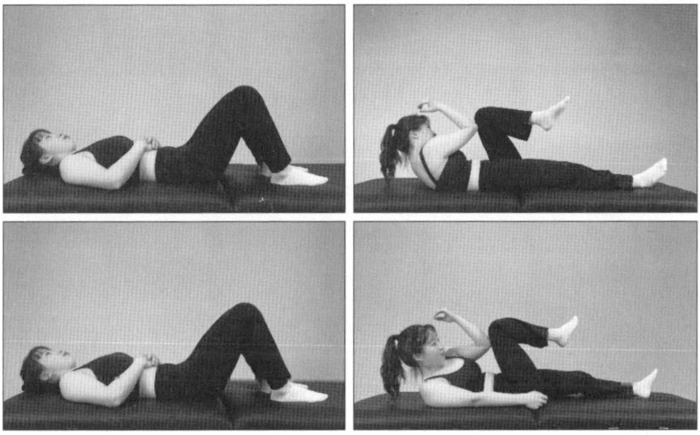

[사진 36]

굴곡 패턴 움직임 5

① 사진과 같이 왼쪽 다리를 의자에 올려놓는다.

② 상체를 오른쪽으로 '툭' 떨어트리는 느낌으로 천천히 내린다. 3초간 유지한다.

③ 다시 상체를 세우고 왼쪽 다리를 향해 '툭' 떨어트리는 느낌으로

천천히 내린다. 3초간 유지한다.

④ 상체를 세웠다가 왼쪽 다리 너머로 떨어트리는 느낌으로 천천히 내린다. 3초간 유지한다.

⑤ 발을 바꾸어 오른쪽 다리를 올리고 1~4번처럼 반복한다.

⑥ 2회씩 반복한다.

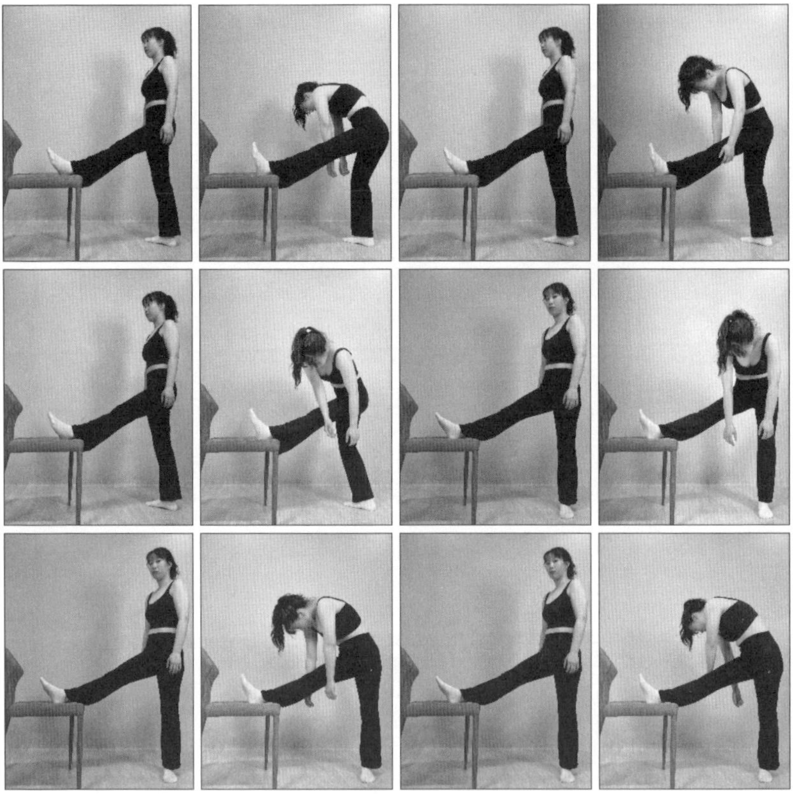

[사진 37]

굴곡 패턴 움직임 6

① 사진과 같이 운동 밴드를 골반 위로 위치하게 한다.

② 운동 밴드의 저항을 이겨내며 천천히 골반을 들어 올린다.

③ 골반을 최대한 천천히 내린다. 이때 운동 밴드의 저항이 여전히 느껴질 정도로 천천히 내린다.

④ 5회 반복한다.

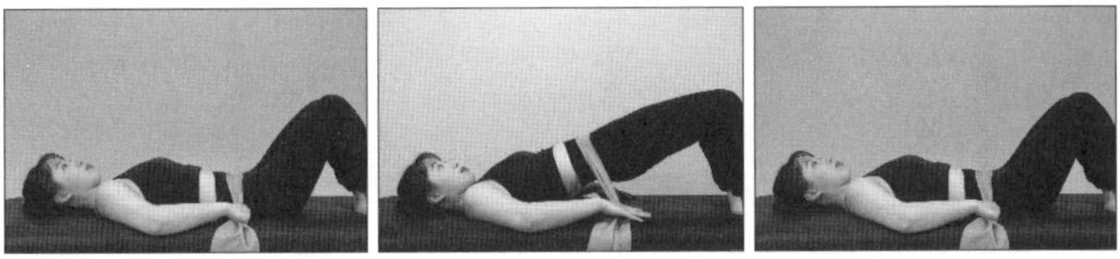

[사진 38]

굴곡 패턴 움직임 7

① 사진과 같이 운동 밴드를 문틈이나 가구에 고정하며 두 손으로 잡아당겨 두 주먹이 두 어깨 위에 위치하게 한다.

② 이 힘을 유지한 채로 두 다리를 사진과 같이 구부린다.

③ 여전히 힘을 유지하며 아주 천천히 3~4초에 걸쳐 왼쪽 다리만 펴면서 서서히 바닥 쪽으로 내린다. 이때 바닥에 닿지는 않는다.

④ 천천히 왼쪽 다리가 굽혔던 위치로 돌아오고, 오른쪽 다리도 같은 방법으로 펴준다.

⑤ 5회씩 2세트를 반복한다.

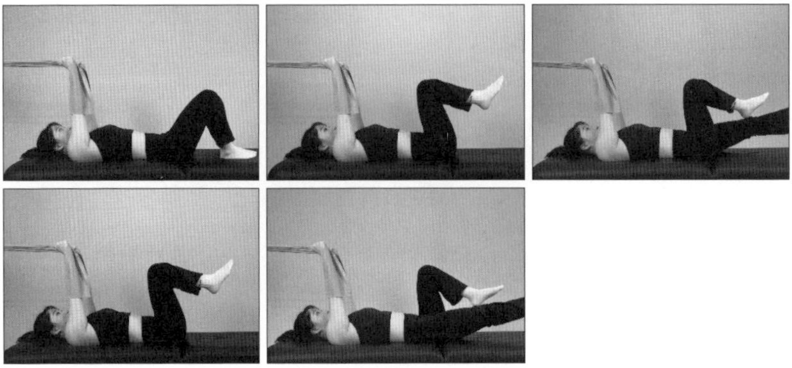

[사진 39]

굴곡 패턴 움직임 8

① 사진과 같이 앉아서 오른쪽 손을 오른쪽 하지 외측을 따라 천천히 내린다.

② 다시 앉은 자세로 돌아와 이번에는 오른쪽 하지 내측을 따라 천천히 내린다.

③ 다시 앉은 자세로 돌아와 왼쪽 하지 내측을 따라 천천히 내린다.

④ 같은 방법으로 왼쪽 하지 외측을 따라 천천히 내린다.

⑤ 왼쪽 손으로 왼손 하지 외측을 시작으로 1~4단계의 방법을 반복한다.

⑥ 1~5단계를 3회씩 시행한다.

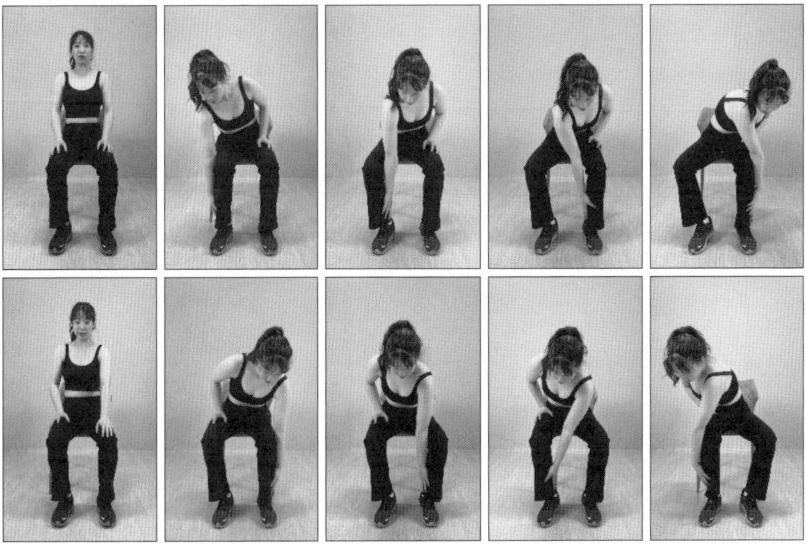

[사진 40]

신전을 위한 자가 도수치료

① 사진과 같이 오른손으로 가볍게 주먹을 쥐고 허리 뒤에 튀어나온 뼈(극돌기)에 올린다.

② 튀어나온 뼈를 느끼기 힘들면 허리를 살짝 굽히면 쉽게 찾을 수 있다.

③ 사진과 같이 두 번째 손가락 부분을 척추의 나온 부분(극돌기)에 걸어준다. 그리고 왼손을 사진처럼 아래에 받힌다.

④ 걸고 나서는 왼손의 도움을 받아 그 뼈를 배 쪽으로 밀고 그 힘을 유지한 채 위로 올린다.

⑤ 4단계의 힘을 유지한 채 허리를 뒤로 젖힌다.

⑥ 아래, 위로 옮겨 다니며 뒤로 젖히는 동작을 가장 쉽게 만들어주는 부위를 찾는다.

⑦ 찾은 부위에 1~5단계를 시행해 아프지 않은 범위 내에서 최대한 뒤로 젖힌다.

⑧ 10회를 반복한다.

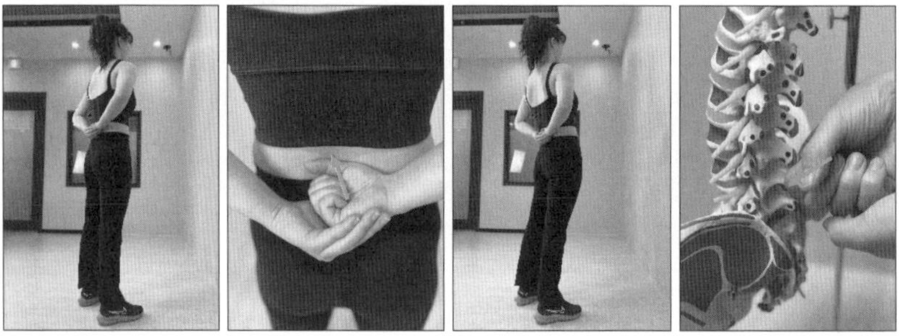

[사진 41]

굴곡 패턴 움직임 9

① 사진처럼 엎드린다.

② 배를 바닥에 붙인 채 오른팔과 왼쪽 다리를 든다.

③ 같은 방법으로 왼쪽 팔과 오른쪽 다리를 들어준다.

④ 5회씩 실시한다.

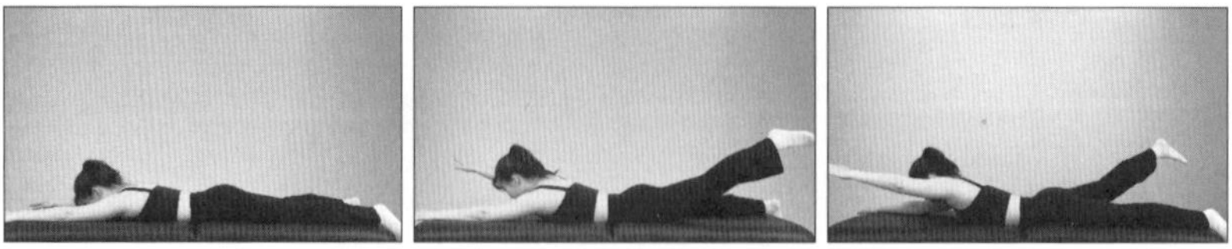

[사진 42]

신전 패턴 움직임

좌골신경 스트레칭

다리가 저린 증상이 있는 경우, 증상이 있는 다리 쪽으로 [사진 43]를 적용한 후 첫째 날 신전 패턴 움직임을 시작한다.

① 의자 끝에 앉는다. 이때 발이 바닥에 닿아야 한다.

② 고개를 숙이며 다리를 굽힌다.

③ 바로 고개를 젖히며 무릎을 펴며 발목을 젖혀준다.

④ 10회씩 2세트를 시행한다.

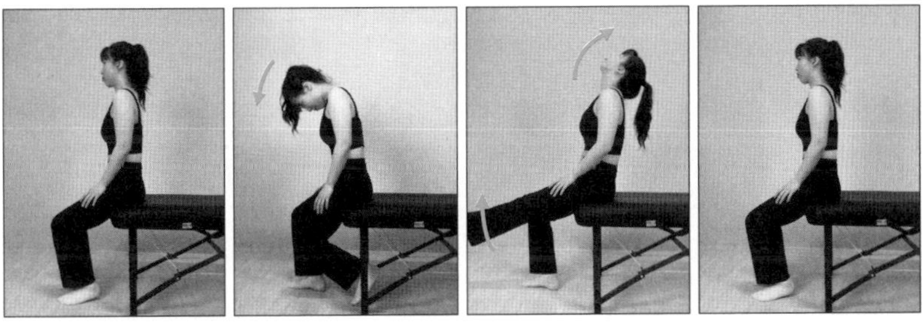

[사진 43]

첫째 날 신전 패턴 움직임

신전 패턴 움직임 1

① 사진처럼 엎드려 가슴 아래에 베개를 위치하게 한다.

② 이때 고개는 왼쪽이나 오른쪽 상관없이 더 편한 쪽으로 돌리면 된다. 그리고 30초간 누운 채 유지한다. 고개를 다시 중앙으로 위치하게 한 후 두 팔꿈치가 어깨 아래에 위치하게 한다.

③ 팔꿈치로 바닥을 밀며 가슴을 앞으로 내민다. 3초간 유지한다.

④ 두 손을 어깨 아래에 두고 팔의 힘을 사용해 상체를 일으켜 세워 3초간 유지한다.

⑤ 1~4번을 5회씩 2세트 반복한다.

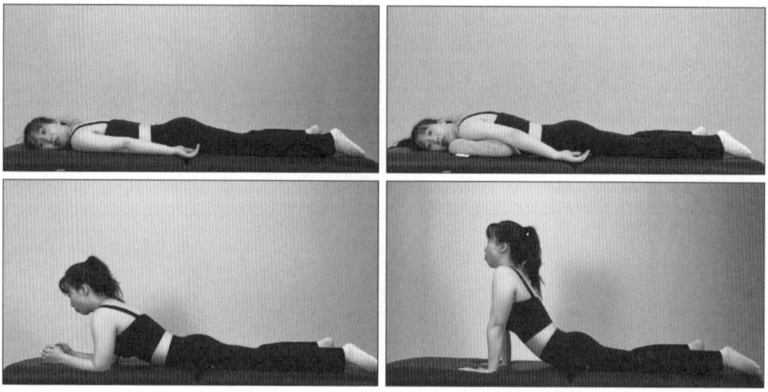

[사진 44]

신전 패턴 움직임 2

① 사진과 같이 벽에 두 손을 어깨높이와 어깨넓이로 위치시킨다.

② 배를 살짝 잡아당기고 그 상태를 유지한다. 코를 통해 호흡은 한다.

③ 오른쪽 팔꿈치를 굽혀 벽에 기대고 바로 왼쪽 팔꿈치를 시행한다.

④ 왼쪽 팔꿈치를 펴고 오른쪽 팔꿈치를 편다.

⑤ 1~4단계를 10회 시행한다.

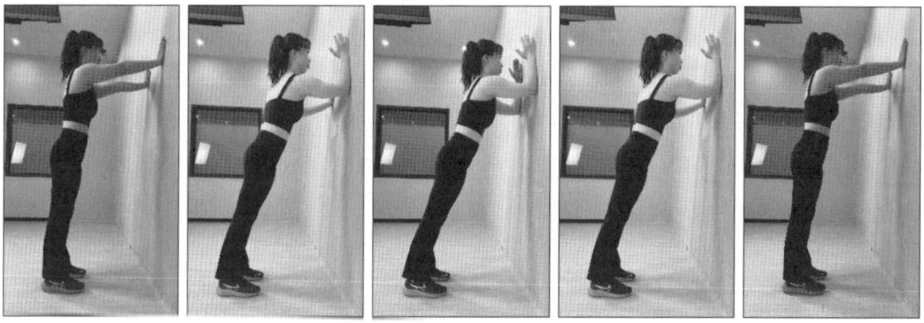

[사진 45]

신전 패턴 움직임 3

① 네발기기 자세로 시작한다.

② 배를 살짝 당겨 그 긴장을 유지한다. 코로 호흡한다.

③ 최대한 몸이 흔들리지 않은 상태를 유지하며 왼쪽 팔과 오른쪽 다리를 들어 올린다.

④ 같은 방법으로 오른쪽 팔과 왼쪽 다리를 올린다.

⑤ 1~4단계를 5회씩 2세트 반복한다.

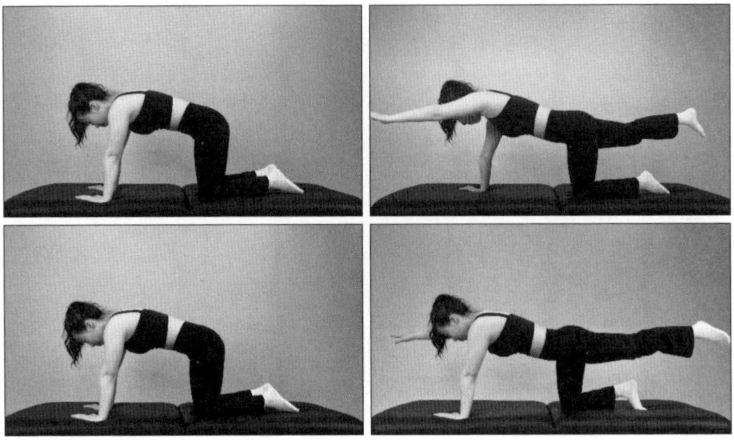

[사진 46]

굴곡을 위한 자가 도수치료

① 일어서서 사진과 같이 수건을 허리에 두르고 양손으로 앞쪽으로 잡아당긴다.

② 앞쪽으로 당기는 힘을 유지하며 수건을 위로 잡아당긴다(양쪽 팔꿈치를 굽힌다 생각하면 된다).

③ 1, 2단계의 힘을 유지한 채로 허리를 앞으로 굽힌다.

④ 허리를 앞으로 굽힐 때 허리가 덜 불편하게 느껴지는 위치가 최상의 수건 위치이다. 최상의 위치를 찾아서 1~3단계를 5회씩 2세트 반복한다.

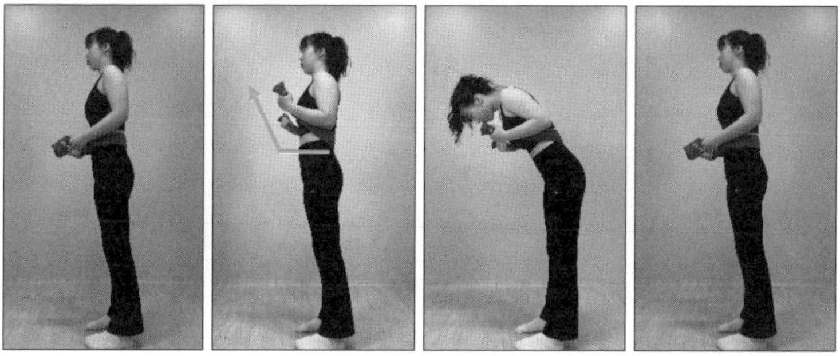

[사진 47]

신전 패턴 움직임 4

① 의자 끝에 앉는다. 발목을 잡고 허리를 숙인다.

② 다리를 벌려 다리 사이로 두 팔을 집어넣어 최대한 허리를 숙여 불편하지 않은 범위까지만 굽혀서 스트레칭한다. 스트레칭 자세를 5~7초간 유지한다.

③ 1, 2단계를 5회 반복한다.

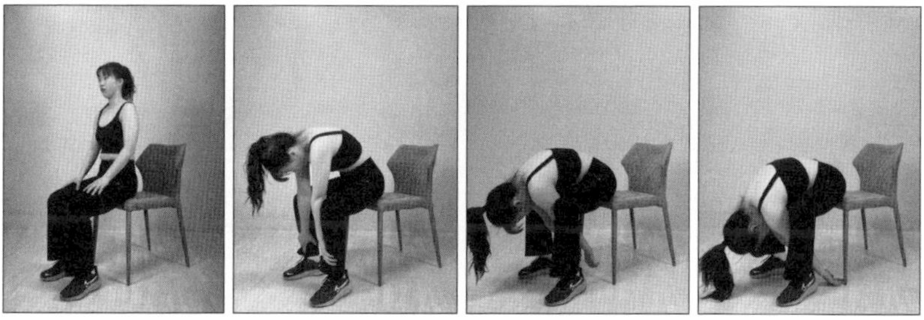

[사진 48]

신전 패턴 움직임 5

① 사진과 같이 엎드려 시작한다.

② 호흡을 들이마시며 두 팔과 두 다리를 같이 들어준다.

③ 호흡을 내쉬며 처음 동작으로 돌아온다.

④ 배를 살짝 당긴 채 오른팔과 왼쪽 다리를 들어 준다.

⑤ 같은 방법으로 왼쪽 팔과 오른쪽 다리를 들어준다.

⑥ 1~5단계를 5회씩 2세트 반복한다.

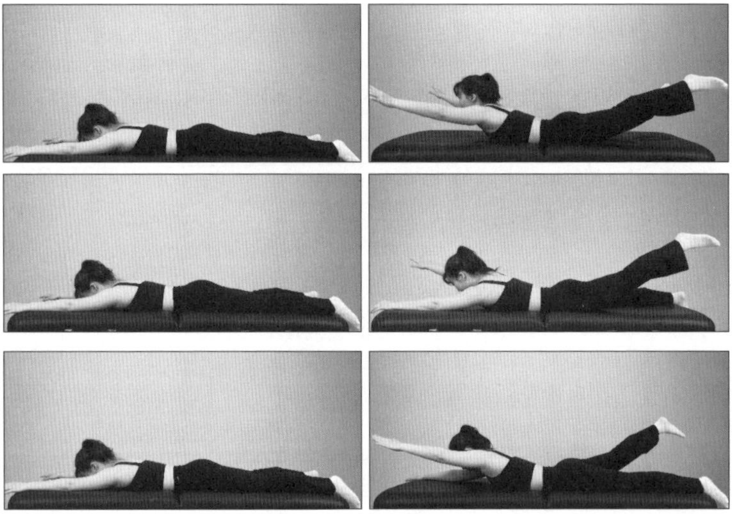

[사진 49]

신전 패턴 움직임 6

① 사진과 같이 등을 벽에 붙이고 두 다리를 앞으로 뒤서 굽힌다. 팔

은 서로 엇갈리게 하여 가슴에 가볍게 올려둔다.

② 배를 살짝 잡아당겨 유지하며 코로 호흡한다.

③ 자세를 유지하는 채로 왼발을 벽 쪽으로 5cm 정도 이동시킨다.

④ 오른쪽 발을 왼발과 평행이 되게 뒤로 이동시킨다.

⑤ 같은 방법을 2회 정도 실시해 두 발의 끝이 벽에 닿을 때까지 시행한다.

⑥ 반대로 발을 앞으로 내미는 동작으로 처음 시작 동작으로 돌아온다.

⑦ 1~6단계를 5회씩 2세트 반복한다.

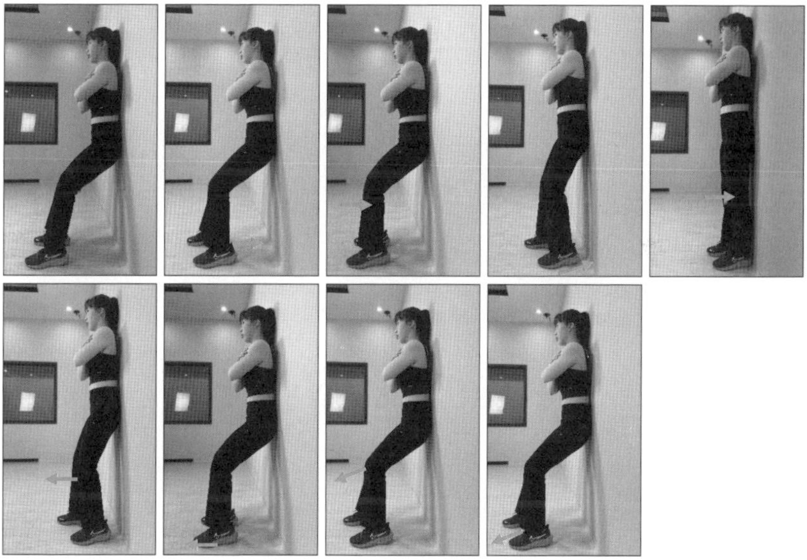

[사진 50]

신전 패턴 움직임 7

① 사진과 같이 무릎을 꿇은 자세로 조그만 막대기를 양손에 잡고 의자에 올려놓는다.

② 막대기를 잡은 양손은 벌리듯 힘을 주는 동시에 양 팔꿈치로 의자를 눌러준다.

③ 2단계의 상태를 유지하며 엉덩이를 바닥으로 천천히 5초에 걸쳐 내린다. 이때 양쪽 겨드랑이 아래쪽으로 힘이 들어가는 것을 느끼게 된다.

④ 1~3단계를 7회 반복한다.

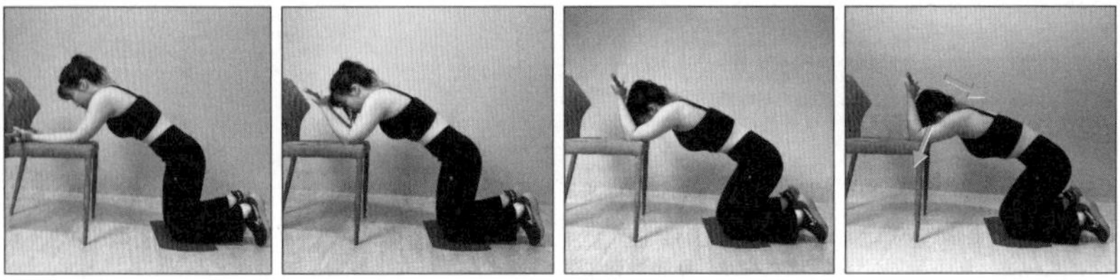

[사진 51]

신전 패턴 움직임 8

① 사진과 같이 왼쪽 다리를 의자에 올려놓는다.

② 상체를 오른쪽으로 '툭' 떨어트리는 느낌으로 천천히 내린다. 3초간 유지한다.

③ 다시 상체를 세우고 왼쪽 다리를 향해 '툭' 떨어트리는 느낌으로

천천히 내린다. 3초간 유지한다.

④ 상체를 세웠다가 왼쪽 다리 너머로 떨어트리는 느낌으로 천천히 내린다. 3초간 유지한다.

⑤ 발을 바꾸어 오른쪽 다리를 올리고 1~4단계를 같이 반복한다.

⑥ 2회씩 반복한다.

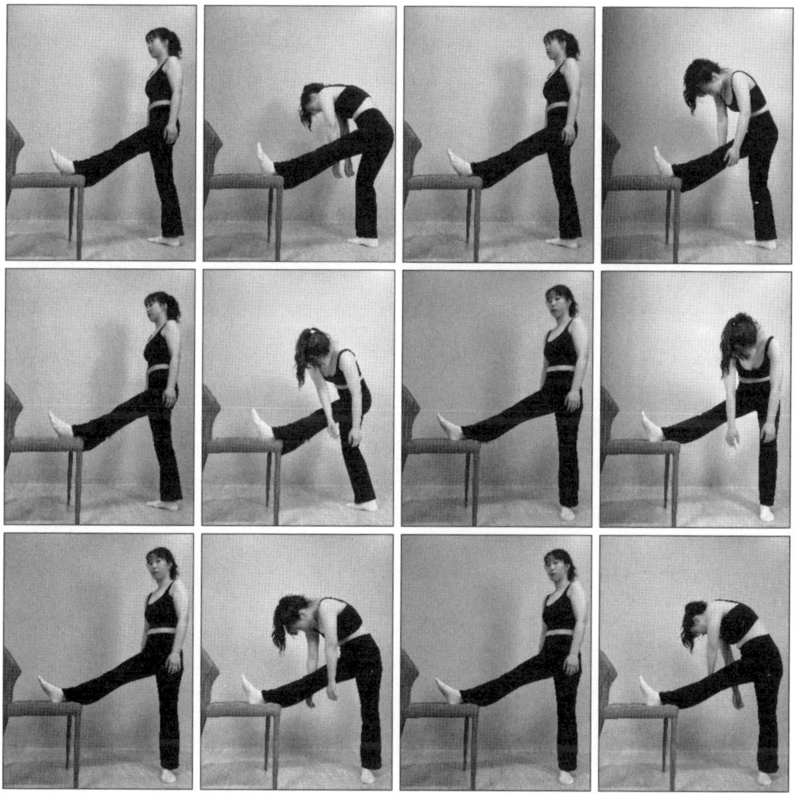

[사진 52]

신전 패턴 움직임 9

① 사진과 같이 허리에 운동 밴드를 두르고 앞쪽으로 고정한다.

② 배를 당긴 채 허리를 5~7초 걸쳐 천천히 사진과 같이 굽힌다. 이때, 운동 밴드 긴장의 힘이 느껴지도록 천천히 굽힌다.

③ 다시 돌아와 7회 반복 시행한다.

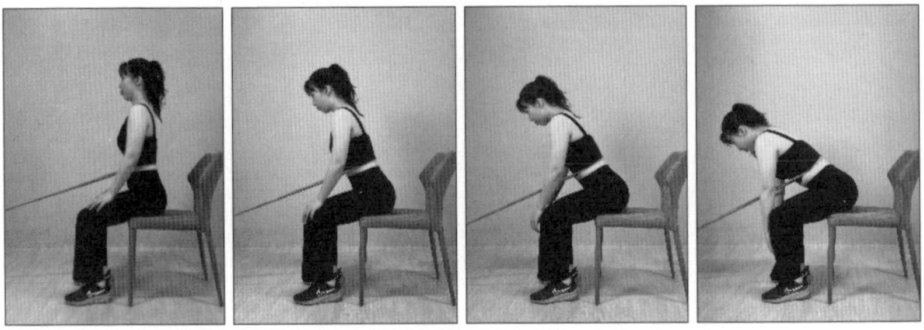

[사진 53]

신전 패턴 움직임 10

① 사진과 같이 의자에 양손을 올리고 허리를 굽혀 준비한다.

② 엉덩이를 의자에서 멀어지게 뒤로 빼며 상체를 낮춰준다.

③ 이 상태를 유지하며 오른쪽 발뒤꿈치를 들며 오른쪽 엉덩이를 천장으로 향하게 올려준다.

④ 같은 방법으로 왼쪽을 시행한다.

⑤ 양쪽에서 번갈아 가며 1~4단계를 10회 반복한다.

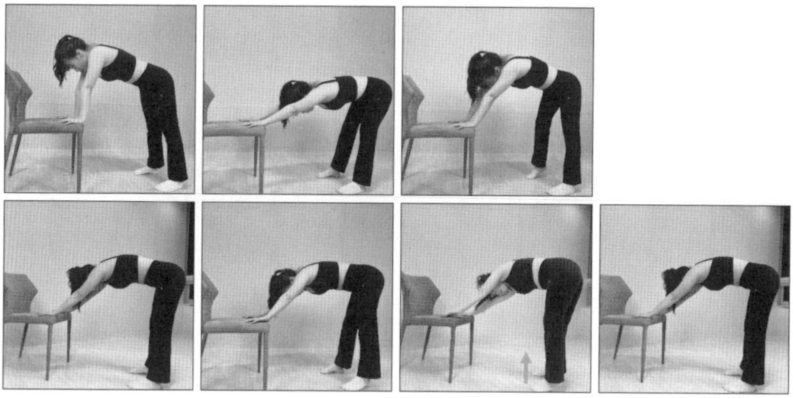

[사진 54]

둘째 날 신전 패턴 움직임

신전 패턴 움직임 1

① 사진과 같이 운동 밴드를 골반 위로 위치하게 한다.

② 운동 밴드의 저항을 이겨내며 천천히 골반을 들어 올린다.

③ 골반을 최대한 천천히 내린다. 이때 운동 밴드의 저항이 여전히 느껴질 정도로 천천히 내린다.

④ 1~3단계를 5회씩 2세트 반복한다.

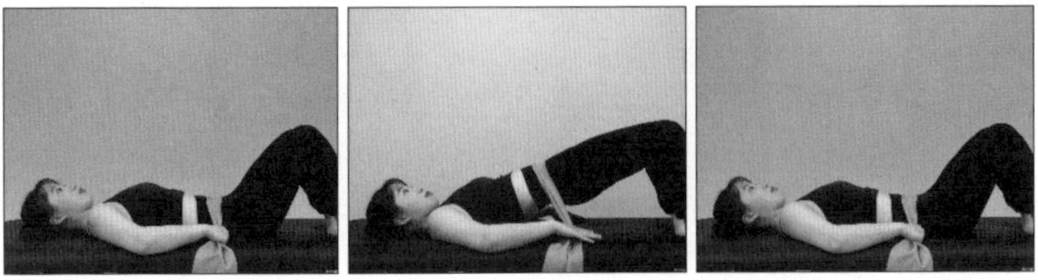

[사진 55]

신전 패턴 움직임 2

① 사진과 같이 엎드려 두 손을 이마 아래에 두고, 다리를 벌려 양 발이 서로 마주 보게 붙인다.

② 배를 살짝 당긴 상태를 유지하며 양발을 서로 민다.

③ 2단계의 힘을 유지한 채 두 다리를 지면에서 올린다. 즉, 두 발을 밀면서 다리를 들어 올리는 것이다.

④ 올려서 3초간 유지한다.

⑤ 1~4단계를 5회씩 2세트 반복한다.

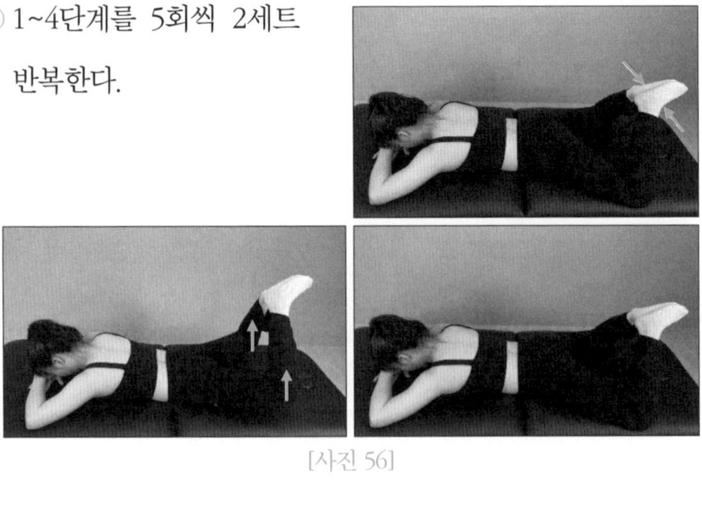

[사진 56]

신전 패턴 움직임 3

① 운동 밴드를 잡은 두 손을 위로 올린다. 이때 양손으로 운동 밴드를 밖으로 살짝 잡아당겨 밴드의 긴장을 유지한다.

② 사진처럼 시계방향으로 회전시켜 운동 밴드가 위, 아래를 향하게 한다.

③ 골반을 왼쪽으로 움직여 사진처럼 허리가 옆으로 휘게 만든다.

④ 같은 방법으로 반대로도 시행한다.

⑤ 앉아서 밴드를 양쪽으로 잡아당긴다.

⑥ 오른쪽 어깨가 바닥으로 간다는 생각으로 허리를 옆으로 굽힌다.

⑦ 굽힘을 유지한 채 뒤쪽으로 상체를 회전한다.

⑧ 5~7단계의 방법으로 반대쪽도 시행한다.

⑨ 각각 10회 실시한다.

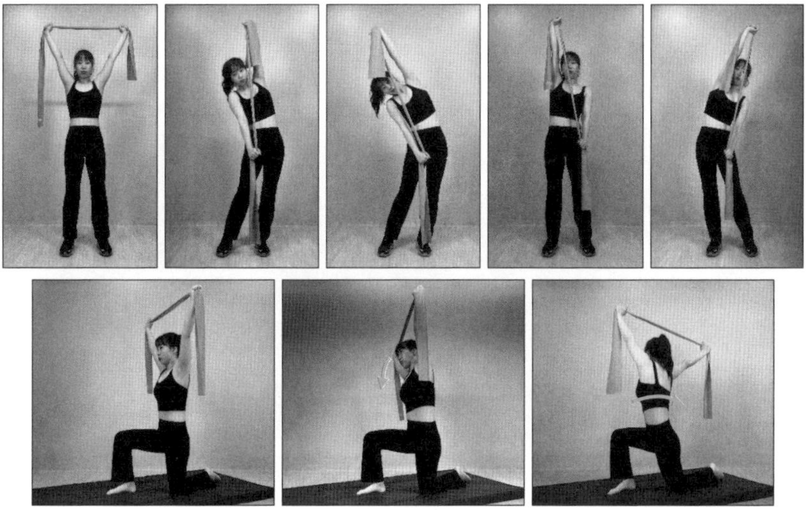

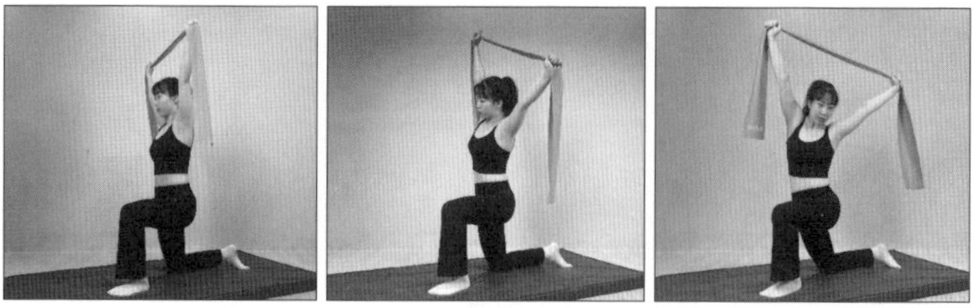

[사진 57]

신전 패턴 움직임 4

① 사진과 같이 바닥에 앉아서 두 무릎을 구부린다.

② 그 자세에서 왼쪽 무릎만 내측으로 떨어트려 바닥에 닫게 한다.

③ 이어서 오른쪽 무릎을 외측으로 떨어트려 바닥에 닫게 한다.

④ 두 다리를 그 상태로 유지한 채 상체를 시계방향으로 회전시켜 허리를 5초간 스트레칭을 한다.

⑤ 처음 시작 동작으로 돌아온 후, 반대쪽을 시행한다.

⑥ 같은 방법으로 반대쪽을 시행한다.

⑦ 1~6단계를 5회씩 2세트 시행한다.

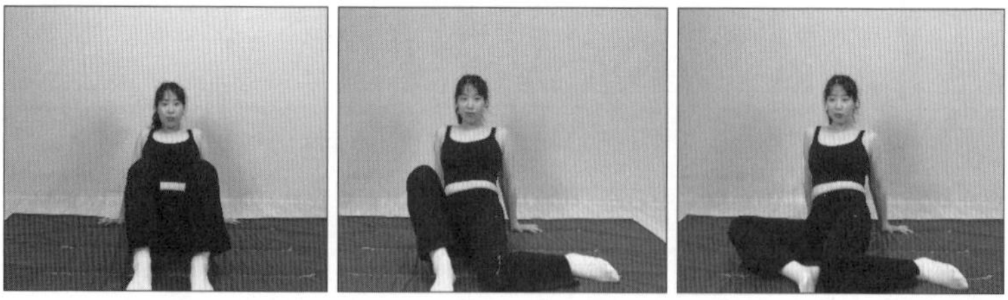

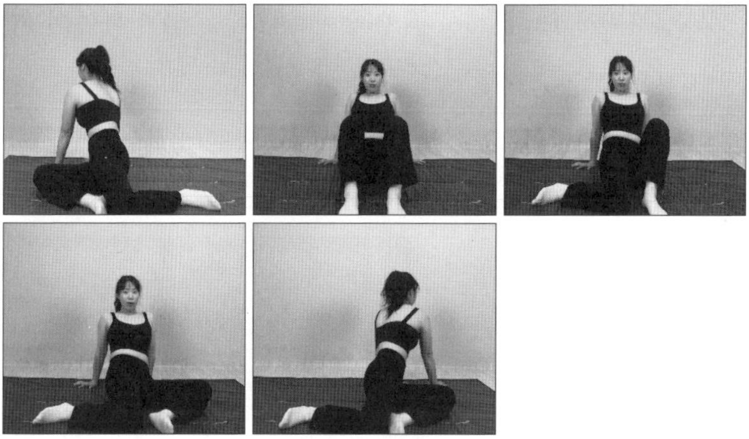

[사진 58]

굴곡을 위한 자가 도수치료

① 사진과 같이 오른손으로 가볍게 주먹을 쥐고, 허리 뒤에 튀어나온 뼈(극돌기)에 올린다.

② 튀어나온 뼈를 느끼기 힘들면 허리를 살짝 굽히면 쉽게 찾을 수 있다.

③ 사진과 같이 두 번째 손가락 부분을 척추의 나온 부분(극돌기)에 걸어준다. 그리고 왼손을 사진처럼 아래에 받힌다.

④ 걸고 나서는 왼손의 도움을 받아 그 뼈를 배 쪽으로 밀고 그 힘을 유지한 채 위로 올린다.

⑤ 4단계의 힘을 유지한 채 허리를 앞으로 굽힌다.

⑥ 아래, 위로 옮겨 다니며 앞으로 굽히는 동작을 가장 쉽게 만들어주는 부위를 찾는다.

⑦ 찾은 부위에 1~5단계를 시행해 아프지 않은 범위 내에서 최대한 앞으로 굽힌다.

⑧ 10회를 반복한다.

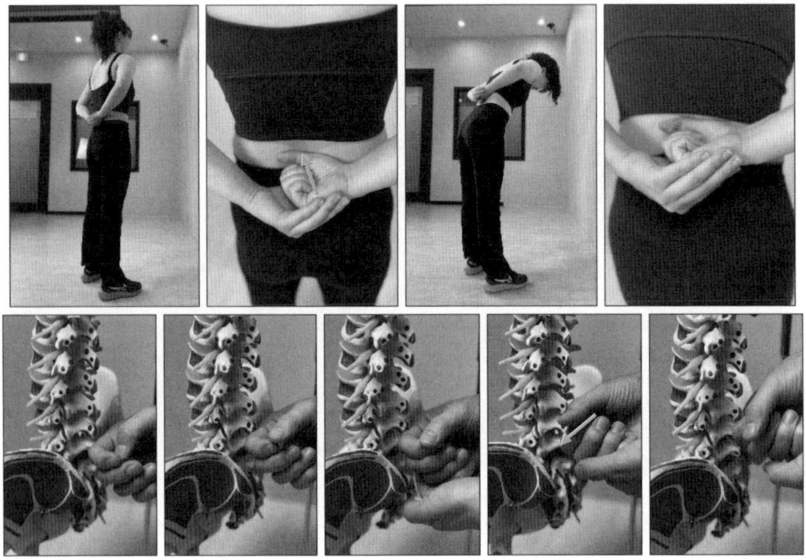

[사진 59]

신전 패턴 움직임 5

① 사진과 같이 앉아서 오른쪽 손을 오른쪽 하지 외측을 따라 천천히 내린다.

② 다시 앉은 자세로 돌아와 이번에는 오른쪽 하지 내측을 따라 천천히 내린다.

③ 다시 앉은 자세로 돌아와 왼쪽 하지 내측을 따라 천천히 내린다.

④ 같은 방법으로 왼쪽 하지 외측을 따라 천천히 내린다.

⑤ 왼쪽 손으로 왼손 하지 외측을 시작으로 1~4단계의 방법으로 반복한다.

⑥ 1~5단계를 3회씩 시행한다.

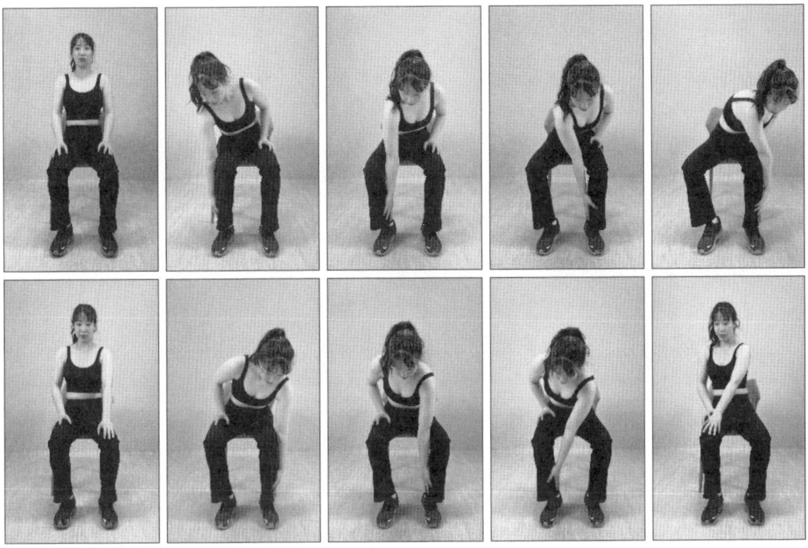

[사진 60]

신전 패턴 움직임 6

① 사진과 같이 운동 밴드를 문틈이나 가구에 고정하며 두 손으로 잡아당겨 두 주먹이 두 어깨 위에 위치하게 한다.

② 이 힘을 유지한 채로 두 다리를 사진과 같이 구부린다.

③ 여전히 힘을 유지하며 아주 천천히 3~4초에 걸쳐 왼쪽 다리만

펴면서 서서히 바닥 쪽으로 내린다. 이때 바닥에 닿지는 않는다.

④ 천천히 왼쪽 다리가 굽혔던 위치로 돌아오고, 같은 방법으로 오른쪽 다리도 편다.

⑤ 1~4단계를 5회씩 2세트 반복한다.

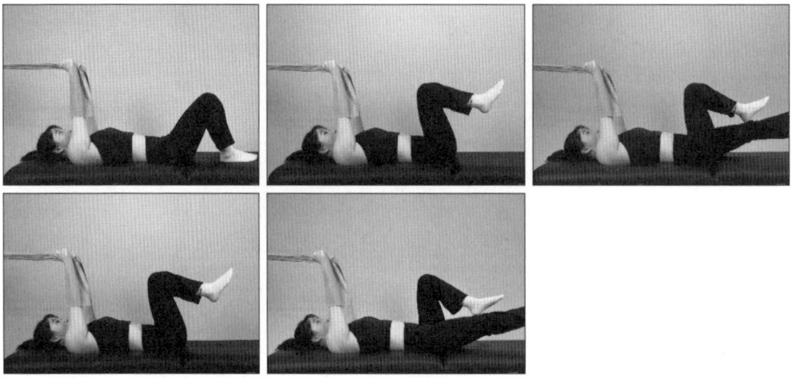

[사진 61]

신전 패턴 움직임 7

① 네발기기 자세를 취한다.

② 강아지가 자기 꼬리를 보듯이, 머리를 왼쪽으로 회전시키면서 왼쪽 엉덩이를 바라본다. 이때 왼쪽 허리의 측면이 자연스럽게 굽혀지며 왼쪽 엉덩이 역시 왼쪽으로 돌게 된다.

③ 같은 방법으로 오른쪽도 시행한다.

④ 양쪽에서 5회씩 반복한다.

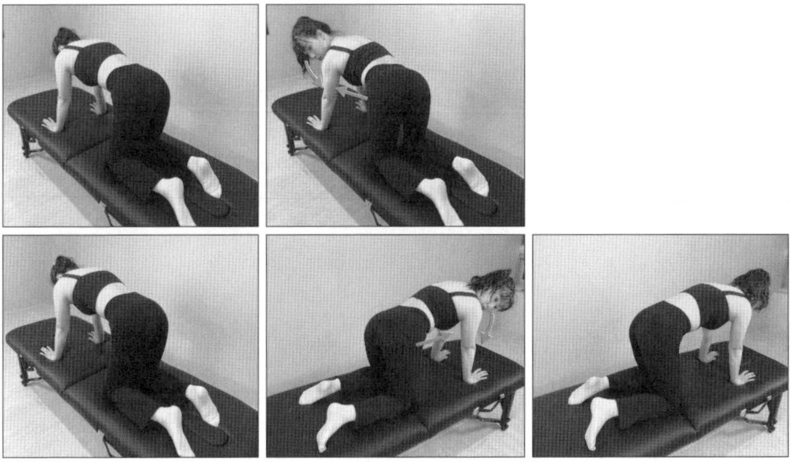

[사진 62]

신전 패턴 움직임 8

① 사진과 같이 허리를 펴고 앉아 운동밴드가 팽팽해지게 뒤쪽으로 고정해준다.

② 허리를 편 자세를 최대한 유지하며 5초에 걸쳐 천천히 배만 집어넣는다. 이때 운동밴드가 등 쪽으로 계속 몸을 당기고 있는 상태를 유지한다. 즉, 배가 들어가는 방향과 운동밴드가 당기는 힘의 방향이 같은 방향으로 향한다.

③ 1, 2단계를 7회 반복한다.

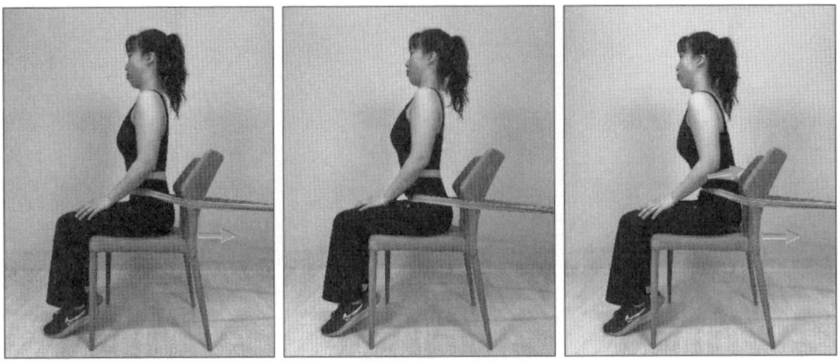

[사진 63]

신전 패턴 움직임 9

① 사진과 같이 벽에서 한 발짝 앞으로 선다.

② 배를 살짝 잡아당긴 채로 왼쪽 다리를 들면서 상체를 뒤로 젖혀 머리만 벽에 닿게 한다.

③ 다시 처음 시작 동작으로 돌아와 1~2단계를 오른쪽 다리를 들면서 시행한다.

④ 1~3단계를 7회씩 반복한다.

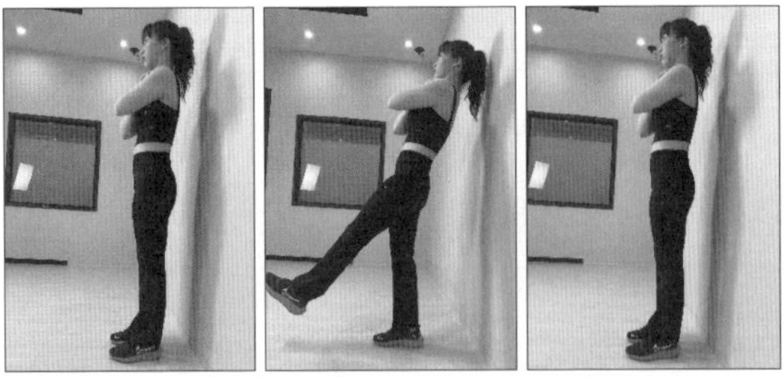

[사진 64]

참고문헌 —

1장 우리가 옳다고 생각해 온 것들/ 2장 지금 알아야 할 것들

Correia, I. M. T., et al. (2021). Association between text neck and neck pain in adults. Spine (Phila Pa 1976), 46(9), 571–578.

Richards, K. V., Beales, D. J., Smith, A. J., O'Sullivan, P. B., & Straker, L. M. (2016). Neck posture clusters and their association with biopsychosocial factors and neck pain in Australian adolescents. Physical Therapy, 96(10), 1576–1587.

Konieczny, M. R., Senyurt, H., & Krauspe, R. (2013). Epidemiology of adolescent idiopathic scoliosis. Journal of Child Orthopaedics, 7(1), 3–9.

Grundy, P. F., & Roberts, C. J. (1984). Does unequal leg length cause back pain? A case–control study. The Lancet, 2(8397), 256–258.

Mahmoud, N. F., Hassan, K. A., Abdelmajeed, S. F., Moustafa, I. M., & Silva, A. G. (2019). The relationship between forward head posture and neck pain: a systematic review and meta–analysis. Current Reviews in Musculoskeletal Medicine, 12(4), 562–577.

Hides, J. A., et al. (2008). Pelvic obliquity is not associated with low back pain in asymptomatic individuals. Spine, 33(11), 1222–1227.

Lee, J. H., Kim, M. J., & Kim, J. E. (2018). Femoral neck anteversion: a systematic review. Journal of Orthopaedic Surgery and Research, 13(1), 119.

Saragiotto, B. T., Maher, C. G., Yamato, T. P., Costa, L. O. P., Menezes Costa, L. C., Ostelo, R. W. J. G., & Macedo, L. G. (2016). Motor control exercise for chronic non–specific low–back pain. The Cochrane Database of Systematic Reviews, 2016(1).

Leong TY, Riew SS, Chan DPF. The Role of the Nucleus Pulposus in Low Back Pain: A Review. The Spine Journal. 2016;16(11):1364–1372.

Cleland JA, Peterson DR, Miller KW, et al. Spinal Manipulation for Chronic Low Back Pain. JAMA. 2020;323(2):197–206.

Wang, X.–Q., Zheng, J.–J., Yu, Z.–W., Bi, X., Lou, S.–J., Liu, J., Cai, B., Hua, Y.–H., Wu, M., Wei, M.–L., Shen, H.–M., Chen, Y., Pan, Y.–J., Xu, G.–H., & Chen, P.–J. (2012). A Meta–Analysis of Core Stability Exercise versus General Exercise for Chronic Low Back Pain. PLoS One, 7(12).

Gupta N, Dennerlein JT, Novak CB. Ergonomic intervention in neck and shoulder pain: a longitudinal study in computer workers. Journal of Occupational and Environmental Medicine. 2013;55(8):848–853.

van der Molen HF, Foresti C, Daams JG, Frings–Dresen MH, Kuijer PP. Effectiveness of ergonomic interventions in reducing musculoskeletal disorders: a systematic review. Occupational and Environmental Medicine. 2012; 69(8):590–598.

Liu J, Hao C, Zhang X, et al. The natural history and prognostic factors of herniated lumbar disc: a prospective cohort study. Pain Research and Management. 2019;2019:5897612.

Lee TH, Kim SJ, Lim SM. Prevalence of disc degeneration in asymptomatic Korean subjects. Part 2: Cervical spine. Journal of Korean Neurosurgical Society. 2014;55(3):148–152.

Moore, J. W., & Thompson, R. F. (2018). Action Potentials. Current Opinion in Neurobiology, 48, 1–7.

Cole, K. S., & Rall, W. (1962). All–or–none action potentials in neurons. Proceedings of the National Academy of Sciences, 48(6), 1472–1479.

Clark, A. (2013). Whatever next? Predictive brains, situated agents, and the future of cognitive science. Behavioral and Brain Sciences, 36(3), 181 – 204.

Vlaeyen, J. W., & Linton, S. J. (2012). Fear–avoidance model of chronic musculoskeletal pain: 12 years on. Pain, 153(6), 1144–1147.

Eippert, F., Bingel, U., Schoell, E., Yacubian, J., Büchel, C., & Weiller, C. (2009). The neural code of placebo analgesia. Neuroimage, 44(3), 846–855.

Colloca, L. (2019). The placebo effect in pain therapies. Annual Review of Pharmacology and Toxicology, 59, 191–211.

Placebo and nocebo effects: Benedetti, F., Lanotte, M., Lopiano, L., & Colloca, L. (2007). When words are painful: unraveling the mechanisms of the nocebo effect. Neuroscience, 147(2), 260–271.

Wells, R. E., & Kaptchuk, T. J. (2012). To tell the truth, the whole truth, may do patients harm: the problem of the nocebo effect for informed consent. The American Journal of Bioethics, 12(3), 22–29.

Kim, S. J., Lee, T. H., & Lim, S. M. (2013). Prevalence of disc degeneration in asymptomatic Korean subjects. Part 1: Lumbar spine. Journal of Korean Neurosurgical Society, 53(1), 31 – 38.

Brinjikji, W., Luetmer, P. H., Comstock, B., Bresnahan, B. W., Chen, L. E., Deyo, R. A., Halabi, S., Turner, J. A., Avins, A. L., James, K., Wald, J. T., Kallmes, D. F., & Jarvik, J. G. (2015). Systematic literature review of imaging features of spinal degeneration in asymptomatic populations. American Journal of Neuroradiology, 36(4), 811 – 816.

Kandel, E. R., Schwartz, J. H., & Jessell, T. M. (Eds.). (2012). Principles of neural science (5th ed.). McGraw-Hill.

Moseley, G. L., & Butler, D. S. (2010). Explain pain (2nd ed.). Noigroup Publications.

Mansour, A. R., Baliki, M. N., Huang, L., Torbey, S., Herrmann, K. M., Schnitzer, T. J., & Apkarian, A. V. (2013). Brain white matter structural properties predict transition to chronic pain. Pain, 154(10), 2160-2168.

Baliki, M. N., Geha, P. Y., Apkarian, A. V., & Chialvo, D. R. (2009). Chronic pain and the emotional brain: specific brain activity associated with spontaneous fluctuations of intensity of chronic back pain. Journal of Neuroscience, 29(39), 12144-12153.

Seminowicz, D. A., Wideman, T. H., Naso, L., Hatami-Khoroushahi, Z., Fallatah, S., Ware, M. A., & Bushnell, M. C. (2011). Effective treatment of chronic low back pain in humans reverses abnormal brain anatomy and function. Journal of Neuroscience, 31(20), 7540-7550.

Moseley, L., Zalucki, N., Wiech, K., & Nicholas, M. (2002). A randomized controlled trial of cognitive education in chronic low back pain. Pain, 96(3), 253-260.

Butler, D. S., Moseley, L. L., & Beames, J. (2013). The effectiveness of a pain neuroscience education program in patients with chronic whiplash: a randomized controlled trial. Journal of Pain, 14(7), 699-707.

Vlaeyen, J. W., Linton, S. J., Morley, S., Boersma, K., & Westgaard, R. H. (2015). Fear-avoidance beliefs are pivotal in chronic musculoskeletal pain: A change and a reinforcement model. Pain, 156(2), 220-227.

Rossi, G. B., & Frank, M. G. (2019). Synapse elimination and plasticity in the developing and mature nervous system. Nature Reviews Neuroscience,

20(7), 393–408.

Sachs, B. D., & Sanes, J. R. (2020). Neural Synapses: Structure, Function, and Plasticity. Annual Review of Neuroscience, 43, 405–431.

Tracey, K. J. (2007). Physiology and immunology of the cholinergic antiinflammatory pathway. Journal of Clinical Investigation, 117(2), 289–296.

Wolf, S. L., Winstein, C. J., Miller, J. P., Taub, E., Uswatte, G., Morris, D., & Giuliani, C. (2006). Effectiveness of constraint-induced movement therapy in stroke rehabilitation: a systematic review. Stroke, 37(9), 2035–2041.

Yu, S., Peng, P., & Zhang, Y. (2021). Central sensitization in chronic pain: Mechanisms and clinical implications. Journal of neurochemistry, 159(3), 408–422.

Mosley, G. L., & Butler, D. S. (2002). Fifteen-year follow-up of a randomized clinical trial of cognitive behavioral therapy and exercise for chronic low back pain. Pain, 99(1–2), 63–70.

Singh, A. K., & Kaur, R. K. (2019). Spinothalamic tract: A review of its anatomy and function. Journal of Clinical Neuroscience, 61, 34–39.

Wagner, G., Faust, M., & Laufkoetter, T. (2021). Descending pain modulation in clinical practice: Current state of the art and future directions. European Journal of Pain, 25(8), 1571–1579.

Guo, J., Wang, X., Xu, Y., Wu, Z., & Cao, X. (2021). Descending modulation of pain: neural mechanisms and clinical implications. Journal of Pain Research, 14, 1603–1615.

Moseley, G. L. (2007). Reconceptualising pain according to modern pain science. Physical Therapy Reviews, 12(3), 169–178.

Hodges, P. W., & Tucker, K. (2011). Moving differently in pain: a new theory to explain the adaptation to pain. Pain, 152(3), S90–S98.

Vrana, A., Meier, M. L., Hotz-Boendermaker, S., & Humphreys, B. K. (2016).

Neural adaptations associated with interlimb transfer in a ball-catching task. Frontiers in Human Neuroscience, 10, 141.

Baliki, M. N., Geha, P. Y., Apkarian, A. V. (2008). Pain and the brain: specificity and plasticity of the brain in clinical chronic pain. Pain, 139(3), 36-44.

Hashmi, J. A., Baliki, M. N., Huang, L., Baria, A. T., Torbey, S., Hermann, K. M., Schnitzer, T. J., & Apkarian, A. V. (2013). Chronic pain and the emotional brain: specific brain-activity associated with spontaneous fluctuations of intensity of chronic back pain. Journal of Neuroscience, 33(16), 6669-6677.

Linnman, C., Jensen, K. B., Grosen, K., Finnerup, N. B., & Jensen, T. S. (2012). Chronic pain and the emotional brain: a meta-analysis of structural and functional brain imaging in fibromyalgia. Pain, 153(10), 2155-2163.

Bush, G., Luu, P., & Posner, M. I. (2000). Cognitive and emotional influences in anterior cingulate cortex. Trends in Cognitive Sciences, 4(11), 215-222.

Chou, R., Deyo, R., Friedly, J., Skelly, A., Weimer, M., Fu, R., ... & Grusing, S. (2017). Nonpharmacologic therapies for low back pain: a systematic review for an American College of Physicians Clinical Practice Guideline. Annals of Internal Medicine, 166(7), 493-505.

Boissoneault, J., Mundt, J. M., Bartley, E. J., et al. (2017). Gray Matter Morbidity Patterns in Chronic Pain and Depression: A Voxel-Based Morphometry Study. Pain Medicine, 18(7), 1416-1425.

Baliki, M. N., Geha, P. Y., Apkarian, A. V., & Chialvo, D. R. (2008). Beyond feeling: Chronic pain hurts the brain, disrupting the default-mode network dynamics. Journal of Neuroscience, 28(6), 1398-1403.

Faugeras, F., Rohaut, B., Weiss, N., Bekinschtein, T. A., Galanaud, D., Puybasset, L., Bolgert, F., Sergent, C., Cohen, L., Dehaene, S., & Naccache, L. (2011). Brain processing of noxious stimuli in patients in vegetative and minimally conscious states. Brain, 134(5), 1306-1315.

Izci, F., Uzunköy, A., Bilgin, F., Aslan, S., & Gürsoy, S. (2017). Reduction of chronic low back pain and postoperative pain intensity in patients undergoing lumbar microdiscectomy. Journal of Anesthesia and Analgesia, 124(5), 1628–1633.

Giummarra, M. J., & Riddoch–Contreras, J. (2016). Central sensitization in chronic pain: a review. Journal of pain research, 9, 769 – 782.

4장 통증 치료법/ 5장 통증 치료 실전편

Gatchel, R. J., Peng, Y. B., Peters, M. L., Fuchs, P. N., & Turk, D. C. (2007). The biopsychosocial approach to chronic pain: scientific advances and future directions. Psychological Bulletin, 133(4), 581 – 624.

Melzack, R., & Wall, P. D. (1965). Pain mechanisms: a new theory. Science, 150(699), 971 – 979.

Nawaz, W., Bukhari, S. S., & Naz, S. (2021). Mindfulness meditation and chronic pain: A review of neural mechanisms and clinical effectiveness. Complementary Therapies in Medicine, 61, 102756. doi: 10.1016/j.ctim.2020.102756

Fox, K. C., Nijeboer, S., Dixon, M. L., Floman, J. L., Ellamil, M., Rumak, S. P., ... & Christoff, K. (2014). Is meditation associated with altered brain structure? A systematic review and meta–analysis of morphometric neuroimaging in meditation practitioners. Neuroscience & Biobehavioral Reviews, 43, 48–73.

van den Berg, R., van der Krieke, L., van der Meijden, W. P., de Lange, F. P., & Kalkman, J. S. (2015). Mindfulness–based interventions in chronic pain: a meta–analytic review. Journal of behavioral medicine, 38(3), 531–544.

Newberg, A. B., Wintering, N., Khalsa, D. S., Rogness, G., & Waldman, M. R. (2010). Meditation experience is associated with increased cortical thickness. NeuroReport, 21(17), 1070–1074.

Baliki, M. N., Geha, P. Y., Apkarian, A. V., & Chialvo, D. R. (2008). Beyond feeling: chronic pain hurts the brain, disrupting the default-mode network dynamics. Journal of Neuroscience, 28(6), 1398–1403.

Newberg, A., Alavi, A., Baime, M., Pourdehnad, M., Santanna, J., & d'Aquili, E. (2001). The measurement of regional cerebral blood flow during the complex cognitive task of meditation: a preliminary SPECT study. Psychiatry research: neuroimaging, 106(2), 113–122.

Field, T., Hernandez-Reif, M., Diego, M., Schanberg, S., & Kuhn, C. (2005). Cortisol decreases and serotonin and dopamine increase following massage therapy. International Journal of Neuroscience, 115(10), 1397–1413.

Huang, L., Chen, Y., Shen, Y., & Li, X. (2015). The effect of massage on the endocrine system. Journal of Bodywork and Movement Therapies, 19(2), 447–454.

Field, T., Hernandez-Reif, M., Diego, M., Schanberg, S., & Kuhn, C. (2005). Cortisol decreases and serotonin and dopamine increase following massage therapy. International Journal of Neuroscience, 115(10), 1397–1413.

O'Dwyer, N., et al. (2014). A randomized controlled trial of a neurodynamic mobilization technique in the treatment of cervical radiculopathy. Journal of Orthopaedic & Sports Physical Therapy, 44(9), 669–679.

Butler, D. S., & Moseley, G. L. (2017). Explain Pain. Noigroup Publications.

O'Dwyer, N., et al. (2018). A randomized controlled trial of a neurodynamic mobilization technique in the treatment of low back pain. Journal of Orthopaedic & Sports Physical Therapy, 48(4), 250–259.

Balthazard, P., de Goumoens, P., Rivier, G., Demeulenaere, P., Ballabeni, P., & Deriaz, O. (2012). Manual therapy followed by specific active exercises versus a placebo followed by specific active exercises on the improvement of functional disability in patients with chronic nonspecific low back pain: a randomized controlled trial. BMC Musculoskeletal Disorders, 13(1), 162.

Pavlov, V. A., & Tracey, K. J. (2012). The vagus nerve and the inflammatory reflex—linking immunity and metabolism. Nature Reviews Endocrinology, 8(12), 743–754.

Furlan, R., Colombo, S., Perego, F., & Atzeni, F. (2016). The autonomic nervous system and chronic pain. Autoimmunity Reviews, 15(9), 935–937.

Benarroch, E. E. (1993). The central autonomic network: Functional organization, dysfunction, and perspective. Mayo Clinic Proceedings, 68(10), 988–1001.

Lin, Y. L., Lin, Y. H., Wang, S. H., Wang, S. G., & Tsai, Y. S. (2021). Eccentric versus concentric resistance training for patients with rotator cuff tendinopathy: a systematic review and meta-analysis. International Journal of Environmental Research and Public Health, 18(9), 4638.

Malliaras, P., & Cook, J. (2021). Optimising the dose of painful eccentric exercise for tendinopathy: what are the considerations? British Journal of Sports Medicine, 55(12), 659–660.

LaStayo, P. C., Woolf, J. M., Lewek, M. D., et al. (2004). Eccentric exercise-induced muscle damage and adaptation. Journal of Orthopaedic & Sports Physical Therapy, 34(6), 317–325. doi:10.2519/jospt.2004.34.6.317

Hebert, E. J., Blewett, A. M., & Goldberg, S. L. (2008). Stretching and strengthening exercises for patients with chronic low back pain: a randomized controlled trial. Physical Therapy, 88(3), 305–318.

Myers, T. W. (2008). The fascial network: a new paradigm for understanding neuromuscular function. Journal of Bodywork and Movement Therapies, 12(3), 181–185.

Schleip, R. (2013). Fascia: a missing link in our understanding of chronic pain. Journal of Bodywork and Movement Therapies, 17(1), 103–107.

Myers, T. W. (2001). Anatomy Trains: Myofascial Meridians for Manual and Movement Therapists. Churchill Livingstone.

Schleip, M. F., & Schleip, R. (2017). Fascia and chronic pain: a review. Journal of Bodywork and Movement Therapies, 21(4), 797–807.

Schleip, R. (2017). The fascia as a sensory organ. Frontiers in Physiology, 8, 1040.

Cipriani, L., Leemann, E., & Noll–Hussong, M. (2019). Fascia and chronic pain: a biopsychosocial perspective. Journal of Bodywork and Movement Therapies, 23(2), 191–199.

Moseley, G. L. (2004). Graded motor imagery is effective for long–standing complex regional pain syndrome: a randomised controlled trial. Pain, 108(1–2), 192–198.

Moseley, G. L., & Flor, H. (2012). Targeting cortical representations in the treatment of chronic pain: a review. Neurorehabilitation and Neural Repair, 26(6), 646–652.

Haldeman, J. A., Dworkin, R. H., & Chappell, A. S. (2017). The role of physical activity in the management of chronic pain. Journal of Pain, 18(12), 1339–1352.

Wilkie, K. M., Bredin, S. S., & Gerber, J. P. (2018). The impact of exercise on chronic pain. Journal of Pain Research, 11, 1259–1271.

Smith, S. M., Wang, A. T., Katz, N. P., & McDermott, M. P. (2018). The effects of exercise on chronic pain: A meta–analysis. Journal of Pain, 19(11), 1471–1489.

Smith, T. E., Satkunendrarajah, K., Mirsattari, S. M., & Fehlings, M. G. (2014). Prolonged inactivity induces muscle weakness and changes in spinal cord GABAergic neurotransmission. Journal of Neuroscience, 34(16), 5626–5637.

Andersen, J. H., Kaergaard, A., Mikkelsen, S., Jensen, U. J., Frost, P., & Bonde, J. P. (2008). Physical exercise at the workplace reduces perceived physical exertion during healthcare work: cluster randomized controlled trial. Journal of Occupational and Environmental Medicine, 50(12), 1391–1397.

Moseley, G. L., & Butler, D. S. (2015). Fifteen years of explaining pain: The past, present, and future. Journal of Pain, 16(9), 807–813.

Vlaeyen, J. W., & Linton, S. J. (2000). Fear–avoidance and its consequences in chronic musculoskeletal pain: A state of the art. Pain, 85(3), 317–332.

Simons, L. E., Pielech, M., Erpelding, N., Linnman, C., Moulton, E., Sava, S., ... & Edwards, R. R. (2014). The responsive amygdala: Treatment-induced alterations in functional connectivity in pediatric complex regional pain syndrome. Pain, 155(9), 1727–1742.

Louw, A., Zimney, K., Puentedura, E. J., & Diener, I. (2016). The efficacy of pain neuroscience education on musculoskeletal pain: A systematic review of the literature. Physiotherapy Theory and Practice, 32(5), 332–355.

Strack, F., Martin, L. L., & Stepper, S. (1988). Inhibiting and facilitating conditions of the human smile: a nonobtrusive test of the facial feedback hypothesis. Journal of Personality and Social Psychology, 54(5), 768–777.

중앙생활사 Joongang Life Publishing Co.
중앙경제평론사 | 중앙에듀북스 Joongang Economy Publishing Co./Joongang Edubooks Publishing Co.

중앙생활사는 건강한 생활, 행복한 삶을 일군다는 신념 아래 설립된 건강 · 실용서 전문 출판사로서
치열한 생존경쟁에 심신이 지친 현대인에게 건강과 생활의 지혜를 주는 책을 발간하고 있습니다.

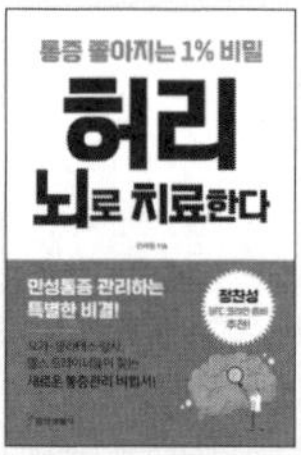

허리 뇌로 치료한다

초판 1쇄 인쇄 | 2024년 3월 10일
초판 1쇄 발행 | 2024년 3월 15일

지은이 | 전재형(Jaehyeong Jeon)
펴낸이 | 최점옥(JeomOg Choi)
펴낸곳 | 중앙생활사(Joongang Life Publishing Co.)

대　　표 | 김용주
책임편집 | 용한솔
본문디자인 | 박근영

출력 | 삼신문화　종이 | 한솔PNS　인쇄 | 삼신문화　제본 | 은정제책사

잘못된 책은 구입한 서점에서 교환해드립니다.
가격은 표지 뒷면에 있습니다.

ISBN 978-89-6141-322-0(03510)

등록 | 1999년 1월 16일 제2-2730호
주소 | ㊝ 04590 서울시 중구 다산로20길 5(신당4동 340-128) 중앙빌딩
전화 | (02)2253-4463(代)　팩스 | (02)2253-7988
홈페이지 | www.japub.co.kr　블로그 | http://blog.naver.com/japub
네이버 스마트스토어 | https://smartstore.naver.com/jaub　이메일 | japub@naver.com
♣ 중앙생활사는 중앙경제평론사 · 중앙에듀북스와 자매회사입니다.